DIE WICHTIGSTEN NAHRUNGS ERGÄNZUNGSMITTEL

Uwe Gröber

DIE WICHTIGSTEN NAHRUNGS ERGÄNZUNGSMITTEL

Das Plus für Ihre Gesundheit

südwest

Inhalt

Wichtige Informationen zur Stärkung des Immunsystems finden Sie unter
www.suedwest-verlag.de/immunsystem-staerken

EINLEITUNG

In der Prävention und Therapie ernährungsbedingter Krankheiten besitzen Nahrungsergänzungsmittel mit Vitaminen und Mineralstoffen ein beachtliches präventivmedizinisches und therapeutisches Potenzial.

Ernährung auf dem Prüfstand

Wie gesund ist unser Essen?

In unserem Land vergeht kein Tag, an dem wir nicht in der Presse, im Rundfunk oder Fernsehen gebetsmühlenartig von Experten über die sogenannte gesunde Ernährung mit immer neuen Ernährungstipps und widersprüchlichen Lebensweisheiten konfrontiert werden. Da hat man uns gerade eben noch empfohlen, möglichst viele Kohlenhydrate zu verzehren, und plötzlich sollen wir die lieb gewonnenen Nudeln, Kartoffeln und Vollkornprodukte gegen gutes Eiweiß und Fett austauschen!
Wie das Sprichwort »Der Mensch ist, was er isst« schon sagt, bildet unsere Ernährung – neben regelmäßiger körperlicher Aktivität – die wichtigste Säule in der Prävention und begleitenden Therapie von Erkrankungen wie Diabetes mellitus oder Krebs. Aber welche Ernährung ist denn überhaupt die richtige und wie sollte eine gesunde Ernährung beschaffen sein? Reicht es wirklich, täglich einen Apfel zu essen? Oder sind Trenddiäten wie die Paläodiät oder die Low-Carb-Diät die Lösung? Mit welcher Ernährungsform können wir unseren täglichen Nährstoffbedarf sicher abdecken? Darüber streitet man seit Jahren, und die Meinungen vieler Ernährungsfachleute gehen weit auseinander!
Und was ist mit Nahrungsergänzungsmitteln? Wer sich für seine Gesundheit interessiert, wird permanent im Internet, in Hochglanzmagazinen und Fitnesstempeln mit der Gesundheit aus der Pillendose konfrontiert.

INFO Was sind Nahrungsergänzungsmittel?

Nahrungsergänzungsmittel sind dazu bestimmt, die allgemeine Ernährung zu ergänzen. Nahrungsergänzungsmittel bestehen aus einem Konzentrat von Nährstoffen oder sonstigen Stoffen mit ernährungsbezogener oder physiologischer Wirkung. Diese werden in verschiedenen Darreichungsformen angeboten, zum Beispiel in Form von Kapseln, Tabletten, Brausetabletten, Pulvern oder Trinkampullen. Klassische Inhaltsstoffe in Deutschland sind Mikronährstoffe wie Vitamine, Mineralstoffe, Spurenelemente. Aber auch Fettsäuren und Aminosäuren oder sekundäre Pflanzenstoffe werden in Nahrungsergänzungsmitteln eingesetzt.

Mikronährstoffe und Energiestoffwechsel

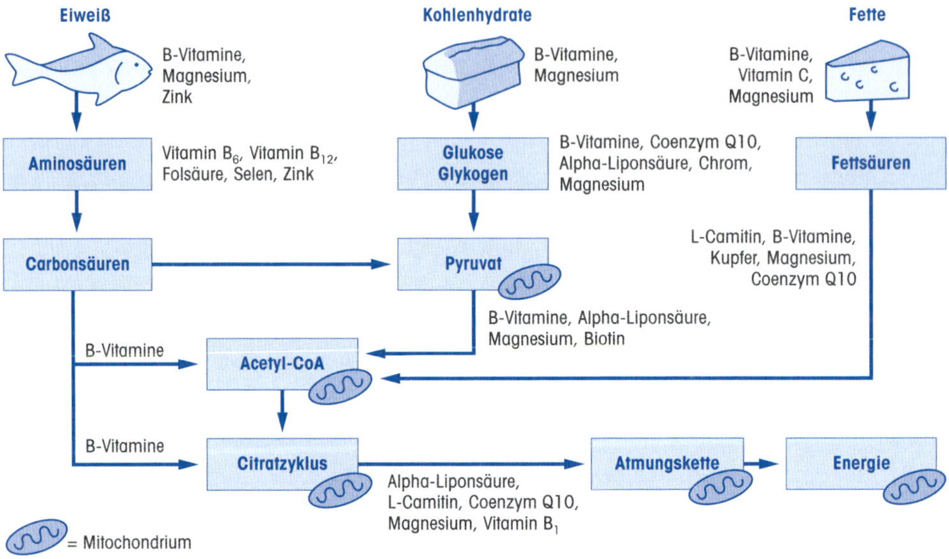

In Deutschland sind Nahrungsergänzungsmittel sehr beliebt. Nach aktuellen Recherchen der Bundesregierung nehmen hierzulande 25 bis 30 Prozent der Erwachsenen regelmäßig Nahrungsergänzungsmittel ein, darunter vor allem Präparate mit Magnesium, Vitamin D oder Vitamin C. Drei Viertel der Anwender geben als Grund dafür die Erhaltung der Gesundheit sowie das allgemeine Wohlbefinden an. In den USA nehmen sogar über 50 Prozent der erwachsenen Bürger mindestens ein Nahrungsergänzungsmittel ein, 10 Prozent konsumieren gleich vier Präparate täglich. Um diesen wachsenden US-Markt für Nahrungsergänzungsmittel zu bedienen, hat sich mittlerweile eine 30-Milliarden-Dollar-Industrie entwickelt.

Ergibt es überhaupt Sinn, solche Mittel einzunehmen, oder erzeugen wir dadurch nur teuren Urin? Im Hinblick auf die Vitamin- und Mineralstoffversorgung hören wir immer wieder von Ernährungsexperten: Eine ausgewogene, vollwertige gemüse- und obstreiche Ernährung aus ökologischem Anbau, fleischlimitiert und seefischreich, würde unseren täglichen Bedarf an Vitaminen, Fettsäuren und lebenswichtigen Mineral-

stoffen mit Sicherheit abdecken – und zwar unabhängig davon, ob wir jung und gesund oder alt und krank sind. Vitaminpillen und Nahrungsergänzungsmittel seien unnötig, wenn nicht sogar gefährlich, denn die sind ja nicht natürlich! Logisch, oder? Wirklich? Bemerkenswerterweise hat man zu Beginn des 20. Jahrhunderts viele Vitaminmangelkrankheiten, zum Beispiel die Vitamin-C-Mangelerkrankung Skorbut, mit synthetisch hergestellten Vitaminen erfolgreich behandelt. Für die Entdeckung der Vitamine, die Erforschung ihrer Struktur und Wirkmechanismen wurden sogar mehrere Nobelpreise für Medizin und Chemie verliehen. Zum Beispiel erhielt der deutsche Biochemiker Adolf Windaus für die Aufklärung der Struktur des Anti-Rachitis-Vitamins Vitamin D und des Cholesterins 1928 den Nobelpreis für Chemie. Das nach seinem Verfahren synthetisierte Vitamin D wird heute noch unter dem Markennamen Vigantol von den Pharmafirmen Merck und Bayer hergestellt.
In dem vorliegenden Buch möchte ich Ihnen aufzeigen, wann die Zufuhr von Nahrungsergänzungsmitteln sinnvoll ist. Und ich stelle Ihnen eine Auswahl von Nahrungsergänzungsmitteln und Mikronährstoffen vor, die nicht immer mit einer gesunden Ernährung abgedeckt werden können.

Mangel mitten im Überfluss

Das reichhaltige Angebot von Nahrungsmitteln aus aller Welt suggeriert auf den ersten Blick eine gesunde, abwechslungsreiche Ernährung. Aber ist das wirklich so? Importiertes Fluggemüse und -obst aus Neuseeland, Südamerika oder Südeuropa enthält nur noch einen Bruchteil der Vitamine, die in frisch geerntetem, ausgereiftem heimischem Obst und Gemüse stecken. Gründe für diese geringen Mikronährstoffgehalte sind zum einen die langen Transportwege, denn nach der Ernte verflüchtigen sich die wertvollen Inhaltsstoffe von Tag zu Tag mehr. Zum anderen aber werden viele Früchte unreif geerntet, damit sie nicht auf dem langen Weg bis zum Verbraucher schon zu faulen beginnen. Das bedeutet, dass viele Früchte bereits von der Pflanze gepflückt werden, bevor die natürliche Vitaminsynthese überhaupt abgeschlossen ist! Auch die Verarbeitung von natürlichen Nahrungsmitteln geht immer mit Mikronährstoffverlusten einher. Weizenkörner verlieren zum Beispiel bei der Ausmahlung zu Mehl beträchtliche Mengen an Spurenelementen und Mineralstoffen.
Die erste Empfehlung also gleich vorweg: Je frischer und naturbelassener ein Lebensmittel, desto mehr Mikronährstoffe enthält es! Greifen Sie daher bevorzugt zu biologisch angebautem Gemüse und Obst (auch die Anbaumethode hat Einfluss auf den

Nährstoffgehalt) aus der Region (kurze Transportwege) und essen Sie es möglichst frisch: Unmittelbar nach der Ernte enthält ein reifer Apfel etwa 10 Milligramm (mg) Vitamin C pro 100 Gramm (g). Nach elf Wochen Lagerung bei 3 Grad Celsius (°C) ist davon nur noch die Hälfte übrig.

Ernährungsabhängige Krankheiten in Zahlen (Auswahl)

- **Adipositas (krankhaftes Übergewicht):** Über 66 Prozent der Männer und 51 Prozent der Frauen in Deutschland sind übergewichtig oder adipös (fettleibig). Jeder fünfte Bundesbürger ist adipös, das heißt, er hat einen Body-Mass-Index (BMI) über 30 kg/m^2 (Körpergewicht geteilt durch Körpergröße in Metern zum Quadrat), und zwar 20,5 Prozent der Männer und 21,2 Prozent der Frauen. Übergewicht gilt als Risikofaktor für die folgenden Krankheiten:
- **Bluthochdruck:** Mindestens 20 Millionen Deutsche haben einen zu hohen Blutdruck, die häufigste Ursache für einen Schlaganfall.
- **Diabetes:** Nach den neuesten Zahlen der Internationalen Diabetes-Föderation (International Diabetes Federation, IDF) ist Deutschland das Land mit der höchsten Diabetesrate in Europa. 12 Prozent der 20- bis 79-Jährigen sind bereits betroffen, insgesamt weit über 8 Millionen Deutsche. Zudem leiden über 5000 Kinder an Typ-2-Diabetes, den man früher auch als »Altersdiabetes« bezeichnet hat. Die Dunkelziffer dürfte wie bei den Erwachsenen erheblich höher sein! Eine wichtige Ursache ist vermutlich das beliebte Junkfood: 50,9 kg Junkfood verzehren vier- bis sechsjährige Kinder laut DONALD-Studie (die Abkürzung steht für Dortmund Nutritional and Anthropometric Longitudinally Designed) pro Jahr, darunter alleine 23,3 kg in Form von zuckerhaltigen Limonaden.
- **Osteoporose:** Über 6 Millionen Bundesbürger im Alter über 50 Jahren sind von der Knochenkrankheit Osteoporose betroffen. Erheblich ist die Zahl der Osteoporose-Neuerkrankungen: Jährlich sind es in Deutschland unter den über 50-Jährigen rund 885 000 Menschen!
- **Herz- und Krebserkrankungen als Todesursachen:** Im Jahre 2018 starben in Deutschland insgesamt 954 874 Personen. 36,2 Prozent davon verstarben an den Folgen von Herz-Kreislauf-Erkrankungen. An Krebserkrankungen verstarben 24,1 Prozent, an Krankheiten des Atmungssystems 7,5 Prozent.Mehr als zwei Drittel der Sterbefälle gehen also auf das Konto von Herz-Kreislauf- und Krebserkrankungen.

Falsche Ernährung macht krank

Unser moderner Lebensstil, der häufig durch zu wenig körperliche Aktivität und eine zu kalorienreiche, mikronährstoffarme Kost geprägt ist, fordert zunehmend seinen gesundheitlichen Tribut. Unser Gesundheitssystem wird mittlerweile bis zur Zerreißprobe durch die jährlich steigenden Ausgaben für ernährungsabhängige Krankheiten belastet. Besorgniserregend ist dabei vor allem die Zunahme von Übergewicht und Fettleibigkeit bei Kindern, Jugendlichen und Erwachsenen in unserem Land (siehe Kasten).

So essen wir: Die Nationale Verzehrsstudie II

In unserer Konsumgesellschaft klafft zwischen einer gesunden, kalorienarmen und mikronährstoffreichen Ernährung in der Theorie und dem tatsächlichen Ernährungsverhalten eine sehr große Lücke. Das zeigen auch die Ergebnisse der Nationalen Verzehrsstudie II (NVS II), einer bundesweiten Befragung zur Ernährung in Deutschland. Sie wurde im Auftrag des Bundesministeriums für Ernährung, Landwirtschaft und Verbraucherschutz in den Jahren 2005 bis 2007 durchgeführt und 2008 veröffentlicht. Etwa 20 000 Bürgerinnen und Bürger im Alter zwischen 18 und 80 Jahren wurden zu ihren Ernährungsgewohnheiten befragt. Ziel der Studie war es, die Veränderungen im Lebensmittelverzehr und in der Nährstoffversorgung der in Deutschland lebenden Menschen zu untersuchen. Welchen Einfluss haben Fast Food und der Konsum von Fertigprodukten (zum Beispiel Tiefkühlpizza etc.)?

⇨ **NVS-II-Brennpunkt Übergewicht:** In Deutschland, so das Ergebnis der NVS II, sind mittlerweile 66 Prozent der Männer und 51 Prozent der Frauen übergewichtig oder adipös. Mit zunehmendem Alter nimmt dabei der Anteil an übergewichtigen und adipösen Personen bei Männern und Frauen deutlich zu. Während von den jungen Erwachsenen noch etwa 25 Prozent übergewichtig oder adipös sind, steigt der Anteil im Alter von 70 bis 80 Jahren auf 84,2 Prozent bei den Männern und 74,1 Prozent bei den Frauen.

Und das hat Folgen: Nach Angaben der Internationalen Diabetes-Föderation (IDF) wird in den nächsten 20 Jahren die Zahl der Diabetiker weltweit um über 50 Prozent steigen. Die Gründe: eine dramatische Zunahme an Übergewicht, zu viel Fast Food und immer weniger körperliche Bewegung.

Vitaminversorgung in Deutschland

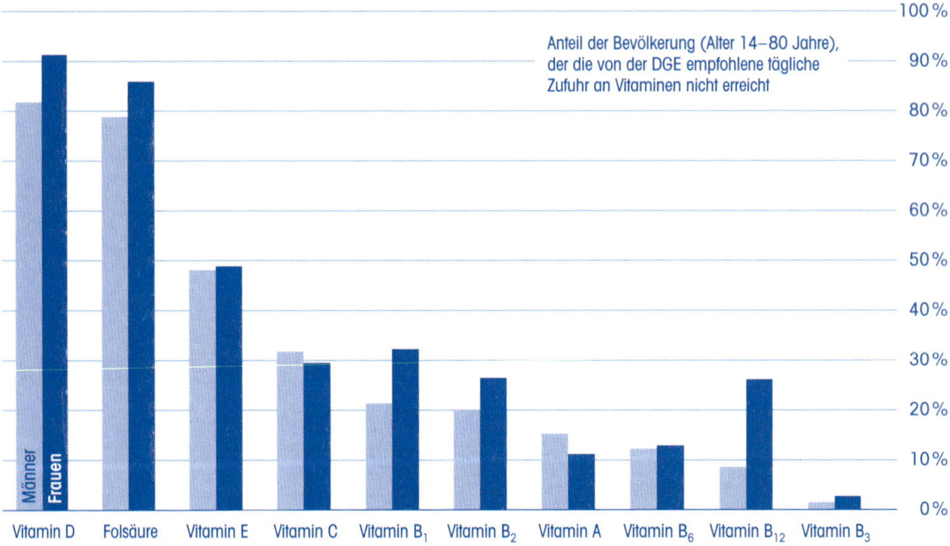

Max Rubner-Institut (Hrsg.): Nationale Verzehrsstudie II Ergebnisbericht, Teil 2, Bundesforschungsinstitut für Ernährung und Lebensmittel, 2008

⇨ **NVS-II-Brennpunkt Vitamin- und Mineralstoffversorgung:** Die Ergebnisse der NVS II zur Vitamin- und Mineralstoffversorgung der Deutschen waren alarmierend. Bezogen auf die Empfehlungen der täglichen Vitamin- und Mineralstoffzufuhr der Deutschen Gesellschaft für Ernährung (DGE) erreichten demnach viele Deutsche nicht die minimalen Zufuhrmengen, die für die Prävention von Krankheiten bei gesunden Menschen erforderlich wären. Vitaminmangelzustände passen jedoch so gar nicht in das gesundheitspolitische Weltbild unserer Überfluss- und Spaßgesellschaft.

Über Risikofaktoren und Laborwerte

Interpretiert man die Ergebnisse der NVS II, muss allerdings berücksichtigt werden, dass sich die pauschalen Empfehlungen der Deutschen Gesellschaft für Ernährung (DGE) auf gesunde Personen beziehen. Risikogruppen haben jedoch einen erhöhten Bedarf an

Vitaminen und anderen Mikronährstoffen aufgrund vielfältiger Faktoren, zum Beispiel Krankheit, Medikation, Stress, Verdauungs- und Stoffwechselstörungen; diese werden in den Referenzwerten für die Nährstoffzufuhr von der DGE nicht berücksichtigt. Das bedeutet, dass ein Großteil der deutschen Bevölkerung aufgrund von persönlichen Lebensstilfaktoren von der NVS II und auch der DGE gar nicht erfasst wird!

Die praktische Arbeit mit Patienten unter Einbeziehung von medizinischen Laborkontrollen belegt immer wieder, dass die sogenannte gesunde Ernährung für einen Kranken meistens nicht ausreicht, um den persönlichen Bedarf an Vitaminen und anderen Mikronährstoffen abzudecken, insbesondere nicht bei Diabetikern, Krebs-

Wie viel Vitamine brauchen wir?

Die folgenden Vitamine haben eine besondere Bedeutung für unsere Gesundheit. Daher gibt es Richtwerte der DGE (Deutsche Gesellschaft für Ernährung), wie viel gesunde Erwachsene davon jeweils über die Nahrung aufnehmen sollten. Allerdings sind diese Richtwerte meines Erachtens – auch aufgrund der aktuellen Studienlage – oft nicht ausreichend.

Vitamin	nicht ausreichend versorgt	DGE-Richtwerte: Zufuhr pro Tag	Meine Empfehlung pro Tag
Vitamin D	91 % der Frauen 82 % der Männer	20 µg (800 IE)	40–60 IE pro kg Köpergewicht, also etwa 3000–5000 IE
Folsäure	86 % der Frauen 79 % der Männer	0,4 mg	Frauen, die schwanger werden möchten: 400–800 µg
Vitamin E	49 % der Frauen 48 % der Männer	15 mg (22–25 IE)	100–200 IE
Vitamin B_{12}	33 % der Frauen im Alter von 14–24 Jahren	3–5 µg	Frauen, die schwanger werden möchten: 10–50 µg; Menschen über 60: mindestens 100–200 µg
Vitamin C	29 % der Frauen 32 % der Männer	100 mg	für ein schlagkräftiges Immunsystem: mindestens 200 mg

(IE = Internationale Einheiten)

patienten und Patienten mit Magen-Darm-Erkrankungen. Auch die Einnahme von Arzneimitteln kann langfristig erhebliche Störungen im Mikronährstoffhaushalt auslösen (siehe Seite 29–32).

Immer den individuellen Nährstoffbedarf ermitteln

Die Empfehlungen für die Zufuhr von Mikronährstoffen erfolgt hauptsächlich auf der Basis von Ernährungserhebungen. Nur selten werden auch Laborwerte mit herangezogen, die den individuellen Bedarf beschreiben. Diese Art der Ernährungserhebung ist häufig unzureichend, da unser Körper eine große Bandbreite der Mikronährstoffzufuhr bis weit in den suboptimalen Bereich toleriert, ohne sich gleich durch äußere Störungen (etwa Zahnausfall bei Skorbut) bemerkbar zu machen.

Was würde wohl mit Ihrem Auto (= Körper) passieren, wenn Sie nie den aktuellen Ölstand (= Mikronährstoffstatus) mithilfe des Ölstabs kontrollieren und bei einem leichten Ölmangel einfach weiterfahren, ohne Öl (Mikronährstoffe) nachzufüllen? Ihr Wagen würde Sie wahrscheinlich noch einige Zeit von A nach B bringen, aber in jedem Fall früher kaputtgehen als ein Fahrzeug, bei dem regelmäßig der Ölstand kontrolliert und Öl nachgefüllt wird.

Der Mikronährstoffbedarf ist von vielen Lebensstil- und Risikofaktoren abhängig. Die deutlichen Unterschiede machen es notwendig, den individuellen Bedarf regelmäßig zu ermitteln und die Zufuhr daran anzupassen. In der medizinischen Praxis hat sich initial die parenterale Applikation (z. B. Infusions- oder Injektionslösungen) von (Mikro-)Nährstoffen bewährt, um effektiv und rasch den Nährstoff-Status mit Hilfe der entsprechenden Labordiagnostik zu kompensieren.

Im Vergleich zur oralen Supplementierung von (Mikro-)Nährstoffen können dabei vor allem die höhere Bioverfügbarkeit (z. B. Eisen, L-Carnitin, NAD+) sowie supranutritive Wirkeffekte (z.B. Vitamin C, L-Glutathion) therapeutisch ausgenutzt werden. Auch sind günstige Effekte auf den mitochondrialen Energiestoffwechsel (z. B. Optimierung der ATP:ADP-Ratio) denkbar.

Mikronährstoffe regulieren unseren Stoffwechsel

Der wichtigste Baustein für eine lebenslange Gesundheitsvorsorge ist – neben regelmäßiger körperlicher Aktivität, Verzicht aufs Rauchen und mäßigem Alkoholkonsum – eine abwechslungsreiche vollwertige Ernährung, die unseren Körper mit allen lebenswichtigen Nährstoffen versorgt. Wer Krankheiten aktiv vorbeugen will,

Wie viel Mineralstoffe brauchen wir?

Auch die Mineralstoffversorgung der Deutschen lässt einiges zu wünschen übrig, insbesondere die Versorgung mit Kalzium, Magnesium, Eisen und Jod.

Vitamin	nicht ausreichend versorgt	DGE-Richtwerte: Zufuhr pro Tag	Meine Empfehlung pro Tag
Kalzium	55 % der Frauen 46 % der Männer 74 % der weiblichen Jugendlichen (14–18 Jahre)	1000–1200 mg	Kalzium sollte man nie allein betrachten, sondern immer im Umfeld von Vitamin D und Magnesium
Magnesium	29 % der Frauen 26 % der Männer 56 % der weiblichen Jugendlichen (14–18 Jahre)	350–400 mg	4–6 mg Magnesium pro kg Körpergewicht
Eisen	58 % der Frauen 14 % der Männer	10–15 mg Schwangere: 30 mg	Vitamine A, D, B_2, B_{12} und Kupfer unterstützen den Eisenhaushalt
Jod	*ohne jodiertes Speisesalz:* 97 % der Frauen 96 % der Männer; *mit jodiertem Speisesalz:* 53 % der Frauen 28 % der Männer	150–200 µg Schwangere/Stillende: 250/300 µg	Jeder dritte Deutsche hat eine unzureichende alimentäre Jodaufnahme, besonders gefährdet sind Kinder, Schwangere und Stillende!

sollte sich vollwertig ernähren, das heißt mit Lebensmitteln, die den richtigen Mix aus energieliefernden Makronährstoffen (Kohlenhydrate, Eiweiß, Fette) und stoffwechselregulierenden Mikronährstoffen (zum Beispiel Vitamine) bietet. Denn unser Körper braucht zum einen Energie für all seine Aufgaben, zum anderen muss er viele Stoffe, die wir ihm zuführen, erst einmal umwandeln, damit sie ihm nützlich sind. Diese Umwandlung nennt man Stoffwechsel oder Metabolismus. Und bei dem spielen die Mikronährstoffe eine entscheidende Rolle.

Einfluss auf die Stoffwechselaktivität

Vitamine, Mineralstoffe und Aminosäuren üben an vielen Schaltstellen im Energie- und Immunstoffwechsel eine regulierende Funktion aus und sorgen damit für einen reibungslosen Ablauf unseres Stoffwechsels. In unserem Körper gibt es nahezu keinen Stoffwechselschritt, an dem nicht wenigstens ein Mikronährstoff beteiligt ist. Sie sind lebensnotwendig; wird unser Körper nicht ausreichend mit Mikronährstoffen versorgt, kann es zu Störungen des Stoffwechsels kommen.
Aufgabenbereiche der Mikronährstoffe sind unter anderem:

- ⇨ die Aktivierung von Enzymen und Hormonen (Stoffwechselaktivität),
- ⇨ die Abwehrleistung des Immunsystems (Immunstoffwechsel),
- ⇨ die Energieproduktion in den Kraftwerken unserer Zellen, den Mitochondrien (Energiestoffwechsel),
- ⇨ die Funktion und Leistungsfähigkeit des kardiopulmonalen Systems (Stoffwechsel des Herzmuskels und des Atmungssystems),
- ⇨ die Regulation der Knochenmineralisierung (Knochenstoffwechsel),
- ⇨ die Leistungsfähigkeit des Herzmuskels (Herzkraft und -rhythmus),
- ⇨ die Kontraktion der Skelettmuskulatur (Muskelkraft und -koordination),
- ⇨ die Impulsübertragung in den Nervenzellen und der Informationsaustausch zwischen ihnen (Nerven- und Gehirnstoffwechsel),
- ⇨ die Regulation von Genen und molekularer Mechanismen (zum Beispiel Umweltfaktoren), die zu einem stärkeren oder schwächeren Ablesen von Genen beitragen (Epigenetik).

Was sind Mikronährstoffe?

Zu den Mikronährstoffen werden die Vitamine, Mineralstoffe, Spurenelemente und auch die essenziellen Fett- und Aminosäuren gezählt. Da unser Körper Vitamine und andere Mikronährstoffe nicht selber herstellen kann, müssen sie regelmäßig mit der Nahrung – also mit den Makronährstoffen – in ausreichender Menge aufgenommen werden. Makronährstoffe sind sozusagen die Träger der Vitamine und anderer Mikronährstoffe. Die sekundären Pflanzeninhaltsstoffe (zum Beispiel Astaxanthin, Curcumin, Resveratrol) sind für den Menschen zwar nicht lebensnotwendig, werden aber aufgrund ihrer vitaminartigen Wirkung auch als Phytamine bezeichnet.

Die Rolle der Enzyme im Stoffwechsel

Alle Stoffwechselreaktionen in unserem Körper gehorchen den Gesetzen der Biochemie. Ohne Enzyme würden diese Reaktionen aber gar nicht erst in Gang kommen. Deshalb nennt man sie auch Stoffwechselkatalysatoren. Enzyme managen fast jede biochemische Reaktion und sind dadurch für die Aufrechterhaltung eines effizienten und geordneten Stoffwechsels verantwortlich. Die meisten Enzyme können ihre Stoffwechselarbeit allerdings nur mithilfe von Mikronährstoffen erfüllen. Magnesium ist beispielweise als mineralischer Co-Faktor ein Schrittmacher von über 600 enzymatischen Reaktionen unseres Stoffwechsels und für zahlreiche Stoffwechselprozesse von zentraler Bedeutung: Dies hat unter anderem Einfluss auf die Glukoseverwertung, die Blutdruckregulation, die Muskelkontraktion, die muskuläre Regeneration sowie auf die Aktivierung von B-Vitaminen und Vitamin D.
Je besser unser Körper also mit Vitaminen, Mineralstoffen und anderen Mikronährstoffen versorgt ist, umso harmonischer und leistungsfähiger läuft der Stoffwechsel. Oder anders gesagt: Da Mikronährstoffe als sogenannte Enzymaktivatoren an Tausenden von Stoffwechselprozessen beteiligt sind, kann ein leichter Mikronährstoffmangel bereits die zelluläre Energieproduktion verringern und die Schlagkraft des Immunsystems schwächen. Unser Stoffwechsel läuft dann nur noch mit halber Kraft, denn Mikronährstoffe aktivieren, beschleunigen und regulieren jeden enzymatischen Arbeitsschritt in der gigantischen Chemiefabrik unseres Körpers. Bei einem Leistungssportler können derartige Stoffwechselschwächen über Sieg und Niederlage entscheiden!

Mikronährstoffmangel und die Folgen

Eine unzureichende Versorgung mit Vitaminen und anderen Mikronährstoffen kann komplexe metabolische Störungen auslösen, auf deren Boden sich über Jahre handfeste Zivilisationserkrankungen entwickeln. Mikronährstoffmängel durchlaufen verschiedene Stadien, bevor sie klinisch eindeutig in Erscheinung treten. Bereits im Stadium der suboptimalen Bedarfsdeckung (Stadium 2 und Stadium 3) werden Enzymleistungen sowie immunologische Funktionen gehemmt (siehe die folgende Grafik auf Seite 18). Dadurch wird einerseits der Immunstatus geschwächt, was zu einem vermehrten Auftreten von Infektionskrankheiten führt. Andererseits steigt die Anfälligkeit für chronisch degenerative Krankheiten (zum Beispiel Demenz), da die körperliche und geistige Entwicklung sowie die allgemeine Leistungsfähigkeit deutlich vermindert werden.

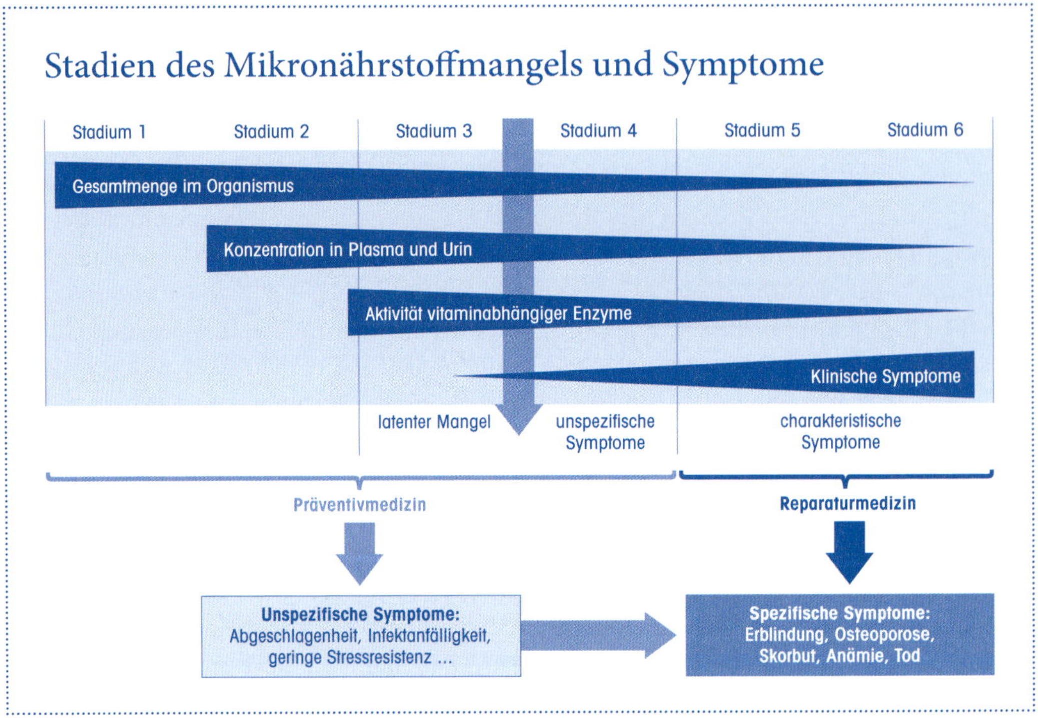

Risikogruppen für Mikronährstoffmängel

Ein Großteil der Nahrungsmittel, die wir heute verzehren, ist industriell weiterverarbeitet, raffiniert, gekocht und enthält Zusatz- oder Konservierungsmittel. Diese Industriekost ist in der Regel energiereich, aber mikronährstoffarm. Wie aktuelle Verzehrsstudien aus Deutschland zeigen, reagieren bestimmte Bevölkerungsgruppen besonders empfindlich auf eine schlechte Mikronährstoffversorgung.

Unter den potenziellen Risikogruppen für Mikronährstoffmängel befinden sich vor allem:

- Kinder und Jugendliche (zum Beispiel erhöhter Bedarf durch Wachstum),
- Berufstätige (zum Beispiel erhöhter Bedarf durch einseitige Ernährungsgewohnheiten, Stress, Genussmittelkonsum),
- Schwangere und Stillende,
- ältere Menschen (zum Beispiel erhöhter Bedarf durch altersphysiologische und

medikationsbedingte Störungen der Mikronährstoffverwertung, altersbedingte Beeinträchtigung verschiedener Organe, zum Beispiel Haut, Niere, Leber),
- ⇨ Personen mit Magen-Darm-Störungen (zum Beispiel atrophische Gastritis),
- ⇨ Kranke (vor allem Diabetiker und Krebspatienten),
- ⇨ Menschen, die regelmäßig Medikamente einnehmen (siehe Seite 29–32).

Zurück in die Steinzeit?!

Die Ernährung und die mit ihr zugeführten Mikronährstoffe waren treibende Motoren der menschlichen Entwicklung. Inwieweit unsere Ernährung heute tatsächlich gesund und eine tragende Säule der Prävention ist, lässt sich mithilfe zweier Kriterien bewerten: quantitativ unter dem Blickwinkel der Energiezufuhr und qualitativ bezüglich ihrer Inhaltsstoffe, vor allem der lebensnotwendigen Vitamine und anderen Mikronährstoffe. Nach aktuellen Untersuchungen entspricht die Aufnahme von Mikronährstoffen bei Weitem nicht mehr derjenigen, an die sich unsere physiologischen Funktionen im Laufe der Evolution angepasst haben.
Die genetische Ausstattung und damit auch der Stoffwechsel des Homo sapiens haben sich in den letzten 40 000 Jahren so gut wie nicht verändert. Genetisch und physiologisch unterscheidet sich der Mensch des 21. Jahrhunderts also praktisch nicht von den Jägern und Sammlern in der Steinzeit.
In den Gesellschaften der Jäger und Sammler waren Übergewicht und die damit verbundenen Folgeerkrankungen wie Diabetes unbekannt. Das wird vor allem auf drei Ursachen zurückgeführt:

1. die hohe körperliche Aktivität,
2. die ausgewogene und kalorienarme Ernährung,
3. die Zusammensetzung und Qualität der Ernährung.

Säuernde Mangelernährung aus der Packung

Der Steinzeitmensch »tunte« seinen Stoffwechsel mit einer mikronährstoffreichen Fitnesskost: Sie enthielt einerseits reichlich langkettige Omega-3-Fettsäuren und hochwertiges Protein (zum Beispiel in Seefisch und Insekten) für ein starkes Immunsystem und eine kräftige Muskulatur; andererseits lieferte sie wenig gesättigte Fette, aber viele Ballaststoffe für einen ausgeglichenen Zucker- und Insulinhaushalt (zum Beispiel in Blättern, Knollen, Wurzeln). Die Steinzeitmenschen waren deshalb opti-

mal mit bioaktiven Mikronährstoffen und sekundären Pflanzenstoffen (zum Beispiel Curcumin, Resveratrol) versorgt. Verglichen mit unserer »schlappen« Industriekost enthielt die Steinzeitkost durchschnittlich dreimal so viel Vitamine (zum Beispiel die Vitamine E, B_1, B_2, Folsäure) und mindestens doppelt so viele Mineralstoffe (zum Beispiel Kalzium, Kalium, Zink).
Nebenbei bemerkt war man auch mit den 4000 IE Vitamin D am Tag – die unseren Vorfahren zur Verfügung standen, weil sie den ganzen Tag unter freiem Himmel verbrachten – viel leistungsfähiger, das Immunsystem war schlagkräftiger und die Nerven waren wachsamer und stressresistenter als bei heutigen Stubenhockern mit spärlichen 150 IE aus der mikronährstoffarmen Industriekost.
Durch den hohen Mineralstoffgehalt (zum Beispiel Kalium, Kalzium) war die Ernährung unserer Vorfahren zudem basisch ausgerichtet und nicht wie heute vorwiegend säurebildend. Ein ausgeglichener Säure-Basen-Haushalt ist aber eine wichtige Grundlage für den normalen Ablauf enzymatischer Stoffwechselprozesse und für die zelluläre Verwertung von Mikronährstoffen. Das ungünstige Verhältnis zwischen Natrium und Kalium in unserer heutigen Industriekost begünstigt beim »Homo digitalis« die Entwicklung von chronischen Erkrankungen wie Bluthochdruck und Osteoporose.

Gute und schlechte Fette im Fleisch

In unseren Fleischfabriken werden pro Jahr über 3 Millionen Rinder und über 50 Millionen Schweine geschlachtet. Das magere Fleisch von Wildtieren enthielt im Vergleich zu dem unserer Schweine und Rinder aus der Massentierhaltung bedeutend weniger den Stoffwechsel belastendes Fett (2 bis 4 Prozent), keine chemischen Zusätze oder Arzneimittel und unterschied sich auch qualitativ im Fettsäuremuster. Da wild lebende Tiere sich von Moosen und Farnen ernähren, ist ihr Muskelfleisch relativ reich an gesunden mehrfach ungesättigten Fettsäuren, vor allem an langkettigen Omega-3-Fettsäuren (siehe Seiten 48–51: »Was sind eigentlich Fettsäuren?«). Dagegen besteht Fleisch aus der Massentierhaltung zu 20 bis 30 Prozent aus gesättigten Fettsäuren durch die Fütterung mit Getreideprodukten.
Die gesundheitlich bedenklichen Transfettsäuren nahm unser Stoffwechsel-Vorläufer nicht auf. Oder haben Sie mal einen Neandertaler in der Pommesbude getroffen? Transfettsäuren entstehen beim Härten (zum Beispiel bei der Margarineherstellung) oder beim Erhitzen von Fett (zum Beispiel für Pommes frites). Diese von ihrem Strukturaufbau starren Fettsäuren stören den Stoffwechsel der langkettigen Omega-3-Fettsäuren (zum Beispiel die Umwandlung von Alpha-Linolensäure in Eicosa-

pentaensäure) und begünstigen die Entstehung von Herz-Kreislauf-Erkrankungen. Bemerkenswert ist auch, dass die Cholesterinzufuhr mit etwa 500 mg pro Tag schon damals so hoch lag wie heute!

Steinzeitkost versus Kohlenhydratmast

In Abhängigkeit von den jahreszeitlichen und lokalen Gegebenheiten variieren die Anteile pflanzlicher und tierischer Nahrung bei verschiedenen Jäger-und-Sammler-Völkern laut ethnografischem Atlas erheblich. Interessanterweise sind bei all diesen Völkern die durch Jagd und Fischfang erbeuteten Lebensmittel von großer Bedeutung. Die täglichen Energieträger (En % = Energie in Prozent) der Jäger und Sammler dürften nach aktuellen Forschungsarbeiten von S. Boyd Eaton und Melvin Konner zu 25 bis 30 Prozent aus Protein, 35 bis 40 Prozent aus Kohlenhydraten sowie 30 bis 40 Prozent aus Fett bestanden haben. Generell zeichneten sich die Kostformen der Jäger und Sammler durch eine hohe Nährstoffdichte an Vitaminen und Mineralstoffen aus. Auffallend ist der niedrige Natrium-Kalium-Quotient von 0,14.

Isolierte Zucker, raffinierte Stärke und daraus hergestellte Erzeugnisse (zum Beispiel Weißmehlprodukte, Süßwaren) fehlten damals ebenso wie alkoholhaltige Getränke (zum Beispiel Bier und Wein). Die Ernährung dieses Homo praeventicus war gekennzeichnet von einer niedrigen Blutzucker- und Insulinwirkung und somit von einer niedrigen glykämischen Last (GL).

Heute hingegen sind bis zu 70 Prozent der Nahrungsmittel, die wir verzehren, so weiterverarbeitet, dass sie wenig Gesundes enthalten, aber sehr energiereich sind. Der weitverbreitete Konsum von ballaststoffarmen Backwaren, Süßigkeiten, Weißmehlprodukten, Softdrinks und Alkohol führt zu einer hohen glykämischen Belastung, begünstigt die Entstehung einer Fettleber und in der Folge Störungen des Blutzuckerstoffwechsels.

Langfristig ebnet unsere kalorienreiche und mikronährstoffarme Ernährung den Boden für handfeste Zivilisationskrankheiten wie Altersdiabetes, Demenz, Herzinfarkt, Krebs, Makuladegeneration, Osteoporose oder Rheuma. Im Gegensatz zu unseren Vorfahren sind wir aber glücklicherweise krankenversichert!

Risikofaktor Übergewicht

Trotz kostenintensiver Ernährungskampagnen in den vergangenen Jahren leiden immer mehr Menschen in unserem Land an Übergewicht (siehe Seite 10–12) und den damit verbundenen Folgeerkrankungen wie dem metabolischen Syndrom. Der

Glykämischer Index und glykämische Last

Der *glykämische Index* (GI) und die *glykämische Last* (GL) stellen ein Maß dar, wie ein kohlenhydrathaltiges Lebensmittel auf den Blutzuckerspiegel wirkt. Als Maßstab für den glykämischen Index wird die Blutzuckerwirkung von reinem Traubenzucker genommen: Dieser hat einen GI von 100 Prozent. Lebensmittel mit einem hohen GI – zum Beispiel Weißmehlprodukte, Süßigkeiten oder süße Getränke – bewirken einen raschen Blutzuckeranstieg. Wichtiger noch als der GI ist die glykämische Last (GL). Denn nicht nur die Qualität der Kohlenhydrate, sondern auch die mit einem Lebensmittel zugeführte Menge an Kohlenhydraten ist wichtig. Die glykämische Last ist damit das Produkt aus GI und Menge. Beispielsweise ist der GI von Wassermelonen mit 72 höher als der von weißem Weizenbrot mit 70. Weißbrot enthält aber mehr Kohlenhydrate, sodass im Endeffekt die glykämische Last von weißem Weizenbrot mit einem Wert von 10 das 2,5-Fache der von Wassermelonen mit dem Wert 4 beträgt. Beispiele:

Lebensmittel	Glykämischer Index	Glykämische Last
Karotten (roh, gekocht)	47	3
Vollmilch	27	3
Wassermelonen	72	4
Orangen	42	5
Weißes Weizenbrot	70	10
Spaghetti	44	21
Vollkornspaghetti	37	16
Kartoffeln (gebacken)	85	26

deutschen Gesundheitspolitik ist es offensichtlich nicht gelungen, die Häufigkeit von Übergewicht in der Bevölkerung zu verringern, im Gegenteil: Die Folgeerkrankungen wie Insulinresistenz, Fettleber oder Typ-2-Diabetes nehmen weiterhin extrem zu, ebenso die kardiovaskulären und orthopädischen Folgeerkrankungen. Epide-

miologische Daten machen deutlich, dass inzwischen nahezu alle Volkskrankheiten, selbst Krebserkrankungen, mit Übergewicht und Fettleibigkeit in Zusammenhang stehen und eigentlich durch die Vermeidung von Übergewicht drastisch reduziert werden könnten.
Die Deutsche Gesellschaft für Ernährung (DGE) muss sich auch fragen lassen, ob ihre pauschalisierten Ernährungsempfehlungen in den vergangenen 30 Jahren wirklich ausreichend waren, um das Ernährungsproblem in Deutschland in den Griff zu bekommen! Weltweit werden jedes Jahr 165 Millionen Tonnen Zucker konsumiert. Wussten Sie, dass eine 0,33-Liter-Flasche Coca-Cola etwa 36 g reinen Zucker enthält? Dank Zuckerindustrie, Coca-Cola, Ferrero, Haribo und Co. ist die Sucht nach Zucker zu einem Massenphänomen geworden, das garantiert gesundheitsgefährdend und lebensverkürzend wirkt. Kohlenhydrate und Zucker zählen nach Meinung des US-amerikanischen Endokrinologen Prof. Dr. med. Robert Lustig zu den gefährlichsten und am stärksten unterschätzten Umweltgiften in unserer Nahrung.

Nahrung fürs Gehirn

Das Gehirn des heutigen Menschen unterscheidet sich in zwei wesentlichen Merkmalen von dem seiner Urahnen: Es ist dreimal so groß wie das eines Schimpansen und es entwickelt sich nach der Geburt deutlich langsamer. Als sich die Evolution des Menschen von derjenigen des Menschenaffen trennte, spielte der Einfluss der Ernährung eine zentrale Rolle. Früchte bilden bei Schimpansen den Hauptbestandteil der Nahrung, während Gorillas sich vor allem von Blättern ernähren. Der Verzehr von Fleisch wird bei Menschenaffen eher selten beobachtet, gelegentlich nehmen sie Insekten und andere Kleintiere zu sich. In sehr seltenen Fällen lässt sich bei Schimpansen auch die Jagd auf kleinere Wirbeltiere beobachten.
Der frühe menschliche Vorgänger Australopithecus begab sich vor etwa 3 Millionen Jahren aufrecht gehend in die Savanne, womit er einen wichtigen Schritt zur Entwicklung des modernen Menschen getan hat. Bei ihm standen nun – neben pflanzlicher Kost – regelmäßiger Aas und kleinere Wirbeltiere auf dem Speisezettel. Sein Gehirnvolumen war mit ungefähr 500 cm^3 etwas größer als das der heute lebenden Menschenaffen (~ 450 cm^3). Beim Nachfolger des Australopithecus, dem Homo erectus, dürfte dann der deutlich höhere Verzehr von tierischem Protein und Fett (zum Beispiel Phospholipide, Omega-3-Fettsäuren) maßgeblich zur Steigerung der neuronalen Entwicklung und zur Zunahme der Gehirngröße beigetragen haben. Ohne die vor 2 Millionen Jahren eingetretene Veränderung in der Nahrung des Homo

Das Gehirn: Multitasker mit hohem Nährstoffanspruch

Das menschliche Gehirn ist ein sehr aktives Organ mit einem besonders hohen Sauerstoff- und Energiebedarf. Schätzungen zufolge besteht es aus bis zu 100 Milliarden (10^{11}) Nervenzellen, die über 100 Billionen (10^{14}) Schaltstellen miteinander verbunden sind. Obwohl das Gehirn nur 2 Prozent des Körpergewichts ausmacht, verbraucht es 20 Prozent des gesamten Sauerstoffs und mehr als 25 Prozent der Nahrungsenergie in Form von Glukose (Traubenzucker).

Dieser hohe Energieverbrauch ist nicht weiter verwunderlich, wenn man die vielfältigen Aufgaben unseres Gehirns betrachtet. Komplexe Prozesse wie Denken, Sehen, Hören, Sprechen oder Fühlen sowie die Speicherung und Verarbeitung von Sinneseindrücken werden gleichzeitig ausgeführt und koordiniert. Mithilfe von Nervenbotenstoffen, den Neurotransmittern, steuert das Gehirn über ein dichtes Netz von Nervenfasern die Weiterleitung von Impulsen und den neuronalen Datenaustausch. Als übergeordnete Schaltzentrale regelt es auch unsere Stimmungslage, den Schlaf-wach-Rhythmus und die soziale Kompetenz.

Da das Gehirn nur eine geringe Speicherkapazität für Energie besitzt, kann bereits ein kurzzeitiger Ausfall der Energie- und Nährstoffversorgung zu ausgeprägten Störungen der Hirnleistung bis hin zu Hirnschäden führen.

Das menschliche Gehirn, das bezogen auf die Trockenmasse bis zu 60 Prozent aus Fettsäuren und Phospholipiden besteht, konnte sich nur zu seiner jetzigen Größe entwickeln, weil langkettige Omega-3-Fettsäuren und Proteine (Eiweiß) mit der Ernährung zugeführt wurden.

Die langkettigen, mehrfach ungesättigten Omega-3-Fettsäuren Eicosapentaensäure (EPA) und Docosahexaensäure (DHA) finden sich in fetten Seefischen wie dem Lachs oder dem Atlantischen Hering und werden aufgrund ihrer zentralen Bedeutung für den Hirnstoffwechsel auch als »Gehirnfettsäuren« bezeichnet (siehe ab Seite 47). Besonders gut dokumentiert ist die Bedeutung der Docosahexaensäure (DHA) für die Hirngesundheit und Sehfähigkeit. Diese Fettsäure kommt in hohen Konzentrationen in den Zellmembranen des menschlichen Gehirns vor. Dort fördert sie unter anderem den reibungslosen Datenaustausch und kurbelt die Signalweiterleitung und Informationsverarbeitung an.

erectus wäre diese Hirnvergrößerung (Gehirnvolumen: ~ 1200 cm^3) nicht möglich gewesen. Damit hat der Faktor Ernährung wahrscheinlich die Evolution des Menschen und die Entwicklung des Gehirns entscheidend geprägt: Je reichhaltiger der Speiseplan unserer Vorfahren an Protein und Fett war, desto größer wurde mit der Zeit auch das menschliche Gehirn.

Intelligenz kann man essen

Im Fokus der Hirnforscher steht derzeit ein Zusammenhang, der die Evolution des Menschen wahrscheinlich entscheidend geprägt hat: Je reichhaltiger der Speiseplan unserer Vorfahren an Seefisch war, desto größer wurde mit der Zeit auch das menschliche Gehirn. Einige Paläontologen sind sogar davon überzeugt, dass diese Nahrungsquelle den Startschuss für die Entwicklung des modernen Menschen gegeben hat. Der aus dem Homo erectus hervorgegangene Homo sapiens (Gehirnvolumen: ~ 1600 cm^3) konnte daher bei seiner Einwanderung nach Europa andere Hominiden wie den Neandertaler verdrängen.

Neurowissenschaftler dachten lange Zeit, dass die Ernährung keine Rolle spiele für die Intelligenz und geistige Leistungsfähigkeit, solange nur die Grundversorgung des Gehirns mit Energie gewährleistet sei. In den zurückliegenden Jahren haben Hirnforscher nun zunehmend die Bedeutung von gehirnaktiven Nahrungsinhaltsstoffen (zum Beispiel Omega-3-Fettsäuren, Vitamin D) für die Geisteskraft und Hirngesundheit untersucht. Die wichtigste Erkenntnis: Eine gesunde, mikronährstoffreiche Ernährung macht nicht nur unseren Geist glücklich, sondern schärft auch unseren Verstand. Intelligenz kann man sozusagen essen!

Vom agilen Jäger zum Couch-Potato

Neben einer mikronährstoffreichen Kost war körperliche Aktivität entwicklungsgeschichtlich ein selbstverständlicher Bestandteil des täglichen Lebens und notwendig zum Überleben. Die steinzeitlichen Jäger und Sammler waren dementsprechend durch ihre ständige körperliche Aktivität schlank und kräftig. Ihr gesamter Stoffwechsel war darauf ausgerichtet, die Energieversorgung für die zur Nahrungsbeschaffung erforderliche Aktivität sicherzustellen. Jede Nahrungskalorie musste sich von unseren Vorfahren im wahrsten Sinne des Wortes verdient werden. Damals vollbrachten die Menschen Tag für Tag athletische Höchstleistungen, wenn sie Nahrung suchten, wilden Tieren nachstellten und Unterkünfte bauten. Nicht selten wurden an einem Tag auf der Jagd etwa 5 bis 10 Kilometer zurückgelegt.

Bekanntlich haben unsere Vorfahren wenig Kleidung getragen und sich viel an der frischen Luft aufgehalten, sodass ihre natürliche Vitamin-D-Versorgung über das Sonnenlicht deutlich besser war als unsere (etwa 4000 IE Vitamin D pro Tag).
Vor etwa 13 000 Jahren, als die Eiszeit zu Ende ging, führte dann der Anbau wilder Pflanzen zur Entstehung der Landwirtschaft. Die Gründe hierfür sind immer noch ungeklärt, denn eigentlich waren die Jäger und Sammler besser ernährt als die sesshaft gewordenen Ackerbauern. Die Landwirtschaft konnte aber deutlich mehr Menschen ernähren, setzte sich im Laufe der Zeit durch und wurde zur Lebensgrundlage der Menschen. Die getreidebasierte Ernährung markiert einerseits den Beginn der menschlichen Kultur, führte aber andererseits auch zu deutlichen Veränderungen der Menschen. Kennzeichen sind vor allem eine Abnahme der Muskulatur und der körperlichen Fitness.
Im Computerzeitalter ist die körperliche Belastung für große Teile der Bevölkerung, vor allem Kinder und Jugendliche, endgültig aus dem Alltag verdrängt worden. Dieser Homo digitalis ist bekanntlich bewegungsfaul. Dank Aufzug, Rolltreppe, Auto, Handy und Drive-in-Restaurants müssen wir uns heute nur etwa 600 Meter pro Tag bewegen, um unseren Hunger mit Fertigpizzas und Burgern zu stillen. Wer das nicht in seiner Freizeit ausgleicht, bekommt ein dickes Problem, denn: Dicksein kommt meistens von zu üppiger Ernährung und zu wenig Bewegung, daran führt kein Gen vorbei!

Fazit: Lieber Nüsse als Burger

Diese ganze Darstellung beruht auf verschiedenen anthropologischen Untersuchungen und dürfte sicherlich in einigen Punkten zu idealisiert sein. Generell ist es jedoch empfehlenswert, in unserer Ernährung die extreme Belastung mit einfachen Kohlenhydraten zu reduzieren und dafür die Zufuhr gesunder Fette (zum Beispiel Pflanzenöle, Nüsse, Seefisch) und Proteine (zum Beispiel pflanzlichen Ursprungs wie Nüsse und Soja) zu erhöhen.
Nahrungsproteine wirken zudem sättigend, einfache ballaststofffreie Kohlenhydrate in Form eines labbrigen Weißmehlbrötchens dagegen nicht! Aktuelle Untersuchungen in einer großen Burger-Kette in Deutschland zeigen, dass bereits ein Burger-Menü über 900 kcal liefert und damit bis zu 60 Prozent des täglichen Energiebedarfs eines Normalbürgers abdeckt. Erschwerend kommt hier noch hinzu, dass ein Burger-Menü aufgrund seiner Zutaten nahezu keine Ballaststoffe enthält und daher nur einen sehr geringen Sättigungseffekt hat. Der nächste Appetit lässt also nicht lange auf sich warten.

Steinzeitgenetik trifft Industriekost

	Der Steinzeitmensch »Homo praeventicus«	Der moderne Mensch »Homo digitalis«
Makronährstoffe: Energielieferanten		
Protein	25–30 En %	10–35 En %
Fett	30–40 En %	30 En %
PUFA	30–40 g/Tag	5–15 g/Tag
Kohlenhydrate	35–40 En %	45–65 En %
Cholesterin	300–500 mg/Tag	≥ 500 mg/Tag
P:S-Verhältnis (mehrfach ungesättigte zu gesättigten Fettsäuren)	1,4	0,4
EPA/DHA	5–6 g/Tag	< 0,5 g/Tag
Verhältnis von Omega-6- zu Omega-3-Fettsäuren	4 : 1 bis 1 : 1	≤ 50 : 1 (extrem hoch)
Ballaststoffe	sehr hoch (> 70–100 g/Tag)	niedrig (nur ≤ 15 g/Tag)
Zucker	niedrig (< 10–20 g/Tag)	sehr hoch (≥ 60–100 g/Tag)
Glykämische Last	sehr gering	hoch
Verzehr von Gemüse und Obst	hoch	gering
Mikronährstoffe: Biokatalysatoren		
Vitamine		
Vitamin C (Ascorbinsäure)	500 mg/Tag	75–90 mg/Tag
Vitamin B_1 (Thiamin)	4 mg/Tag	1,5 mg/Tag
Vitamin B_2 (Riboflavin)	6,5 mg/Tag	1,5 mg/Tag
Folsäure	0,36 mg/Tag	0,17 mg/Tag
Vitamin A (Retinol)	2,9 mg/Tag	1,2 mg/Tag

En % = Prozent der zugeführten Kalorien pro Tag

	Der Steinzeitmensch »Homo praeventicus«	Der moderne Mensch »Homo digitalis«
Vitamin D	4000 (Sonnenlicht) IE/Tag	10–150 IE/Tag
Carotinoide	5,6 mg/Tag	2 mg/Tag
Vitamin E (Tocopherol)	33 mg/Tag	8 mg/Tag
Mineralstoffe		
Kalzium	1000–1500 mg/Tag	750–800 mg/Tag
Kalium	7000–10 500 mg/Tag	< 2500 mg/Tag
Natrium	< 1000 mg/Tag	1500–4000 mg/Tag
Zink	30–45 mg/Tag	10 mg/Tag
Eisen	40–60 mg/Tag	10–15 mg/Tag
Sonstiges		
Säure-Basen-Haushalt	basisch (basenbildendes Gemüse und Obst)	säurelastig (säurebildende Getreideprodukte)
Antioxidative Kapazität	hoch	gering
Blutdruck	70/110 mm/Hg	≥ 90/140 mm/Hg

Die gefährliche Folge: Man isst meistens mehr, als dem Körper gesundheitlich zuträglich ist! Vermeintlich gesunde Produkte wie ein Chicken-Wrap liefern aufgrund ihres hohen Gehaltes an süßen Soßen sogar pro 100 g noch mehr »tote« Kalorien als ein Burger XXL!

Die Rechnung für ernährungsbedingte Krankheiten zahlen wir bei jeder neuen Runde steigender Krankenkassenbeiträge!

Paläodiät gegen Übergewicht und metabolisches Syndrom

Eine kohlenhydratarme Ernährung, die sich an den altsteinzeitlichen Gewohnheiten orientiert (zum Beispiel Paläodiät oder die mediterrane Ernährung), hat sich bereits in einigen Studien zur Gewichtsreduktion und in der Therapie von ernährungsbedingten Erkrankungen (zum Beispiel dem metabolisches Syndrom) bewährt. Unter der Paläodiät konnte man bei Übergewichtigen – unabhängig vom Gewichtsverlust – eine Verbesserung der Insulinsensitivität, der Glukosetoleranz, des Fettstoffwechsels und des Blutdrucks beobachten.

Arzneimittel als Mikronährstoff-Räuber

Normalerweise ist es für einen gesunden Menschen, der nicht zur Risikogruppe gehört (siehe Seite 18), nicht raucht und sich sehr obst- und gemüsereich ernährt (fünf bis neun Portionen frisches Obst und Gemüse täglich), ohne Weiteres möglich, seinen täglichen Mikronährstoffbedarf über die Nahrung zu decken. Für Personen, die regelmäßig Arzneimittel einnehmen, ist es in der Regel schwierig, den medikationsbedingten erhöhten Bedarf an Vitaminen und Mineralstoffen allein über die Nahrung abzudecken. In diesem Fall ist es sinnvoll, die Ernährung durch die gezielte, medikationsorientierte Einnahme von Mikronährstoffpräparaten beziehungsweise Nahrungsergänzungsmitteln zu verbessern.
Gehören auch Sie zu den vielen Menschen in Deutschland, die regelmäßig Arzneimittel einnehmen? Ob Antibabypille, Antibiotika, Blutdrucksenker, Cholesterinsenker, Diabetesmittel, harntreibende Medikamente, Krebsmedikamente, Magen-Darm-Mittel oder Osteoporosemittel: Eine Vielzahl von Arzneimitteln kann bei regelmäßiger Einnahme die Aufnahme und Verwertung von Vitaminen und Mineralstoffen in unserem Körper stören. Dadurch steigt das Risiko für Nebenwirkungen mit der Folge, dass die individuelle Lebensqualität abnimmt.
An die zehn verschiedene Medikamente pro Tag nimmt zum Beispiel ein älterer Mensch im Altenheim zu sich. Diesen Chemiecocktail kann der Körper irgendwann nicht mehr über Leber und Niere entgiften, und der Betroffene landet im schlimmsten Fall mit Blaulicht in der Notaufnahme des nächsten Krankenhauses oder verabschiedet sich gleich ganz. Ein praxisrelevantes Thema, über das man in der Medizin natürlich nicht gerne spricht. Ganz abgesehen von den vielfältigen Wechselwirkungen der Arzneimittel untereinander, kann sich die Medikation auch zulasten des Vitamin- und Mineralstoffhaushalts auswirken.

Quelle unerwünschter Nebenwirkungen

Arzneimittel und Mikronährstoffe (zum Beispiel Vitamine) benutzen im Körper bei der Aufnahme, Verstoffwechselung und Ausscheidung dieselben Stoffwechselwege.

Wie Arzneimittel den Mikronährstoffhaushalt stören

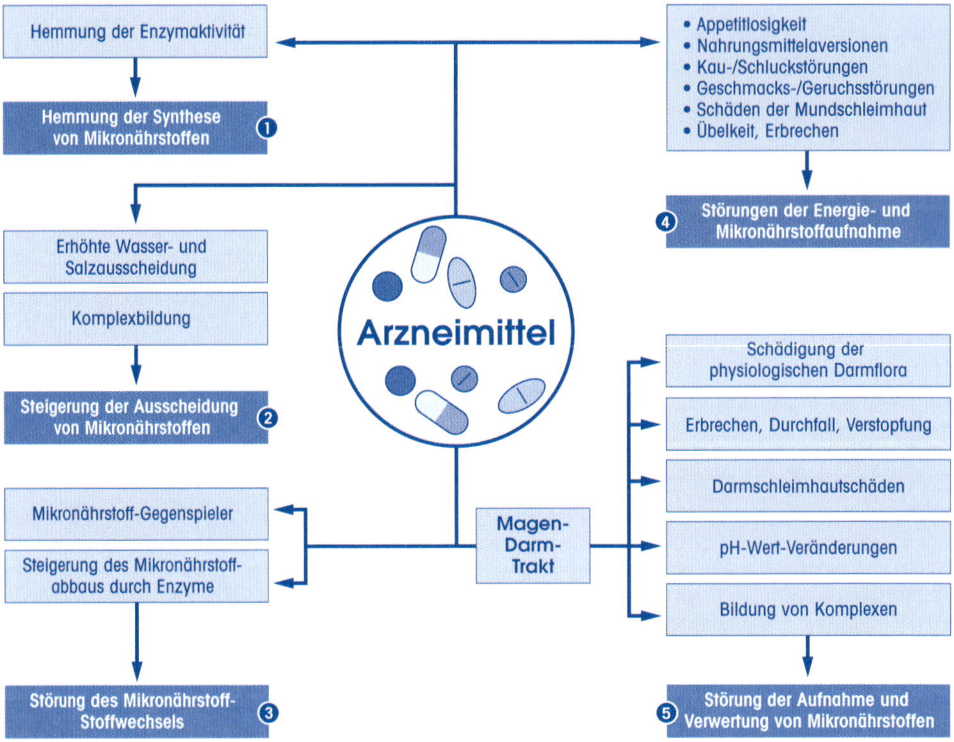

Zum Teil konkurrieren sie dabei um dieselben Enzyme und Transportsysteme. Das ist auch einer der Gründe, warum bei der langfristigen Einnahme von Medikamenten (zum Beispiel von Cholesterinsenkern, Magen-Darm-Mitteln, Säureblockern, Blutdruckmitteln, Entwässerungsmitteln, Cortison) das Risiko für unerwünschte Arzneimittelwirkungen steigt.

Ein Mangel an Vitaminen und anderen Mikronährstoffen ist nicht selten die Ursache für arzneimittelbedingte Nebenwirkungen. Unter Nebenwirkungen werden körperliche und psychische Zustände verstanden, die von einem Arzneimittel ausgelöst werden, aber nicht erwünscht sind. Auf Nebenwirkungen wird zwar zumindest teilweise

hingewiesen, doch nicht immer stehen sämtliche Neben- und Wechselwirkungen in den Beipackzetteln Ihrer Medikamente!
Dabei sind einige Arzneimittel wahre Mikronährstoff-Räuber, die sogar einen handfesten Mangel an Mikronährstoffen auslösen können. Bekannte Beispiele sind die Hemmung der Vitamin-B_{12}-Aufnahme aus der Nahrung durch Säureblocker wie Omeprazol oder durch das Diabetesmittel Metformin. Ein Mangel an Vitamin B_{12} kann sich durch allgemeine Abgeschlagenheit, Depressionen, Schlafstörungen, Nervenschmerzen oder Hirnleistungsstörungen bis hin zur Demenz äußern.

Einige typische Beispiele

- ⇨ **Hemmung der körpereigenen Synthese von Mikronährstoffen:** Cholesterinsenker vom Statintyp – in der Fachsprache auch Statine genannt – werden seit Jahren erfolgreich zur Senkung erhöhter Cholesterinspiegel eingesetzt, um einer Gefäßverkalkung vorzubeugen, die langfristig zu Herzinfarkt oder Schlaganfall führen kann. Eine unerwünschte Begleitwirkung der Cholesterinsenker vom Statintyp ist die Hemmung der körpereigenen Coenzym-Q10-Synthese. Da Coenzym Q10 (Ubiquinon/Ubiquinol) eine zentrale Rolle im Energiestoffwechsel der Zellen spielt, können hierdurch die Entwicklung von statinbedingten Muskelschmerzen sowie Störungen im Glukose- und Hirnstoffwechsel begünstigt werden.
- ⇨ **Steigerung der Ausscheidung von Mikronährstoffen:** Diuretika, im Volksmund auch als Wassertabletten oder harntreibende Medikamente bezeichnet, unterstützen die Nieren, vermehrt Wasser aus dem Körper zu schwemmen. Häufige Anwendungsgebiete sind Bluthochdruck, Ödeme und Herzinsuffizienz. Diuretika steigern den Magnesiumverlust über die Nieren, sodass es bei regelmäßiger Einnahme ohne Ergänzung von Magnesium zu Magnesiummangel kommen kann. Eine Unterversorgung mit Magnesium beeinträchtigt die Blutdruckregulation und begünstigt außerdem Störungen im Zucker- und Fettstoffwechsel.
- ⇨ **Störungen des Mikronährstoff-Stoffwechsels:** Bei Patienten, die mit Antiepileptika, also Medikamenten gegen epileptische Anfälle, behandelt werden, können schwere Störungen im Knochen- und Muskelstoffwechsel auftreten. Antiepileptika wie Carbamazepin können Enzyme in der Leber stimulieren, die Vitamin D im Körper abbauen. In der Folge können schwere Störungen im Knochenstoffwechsel bis hin zur Osteoporose auftreten, da das Sonnenhormon für die Kalziumverwertung, die Knochenmineralisierung und die Muskelfunktion wichtig ist.

- ⇨ **Störungen der Energie- und Mikronährstoffaufnahme:** Chemo- und bestrahlungsbedingte Kau- und Schluckstörungen, Schäden der Mundschleimhaut oder Durchfall und Erbrechen beeinträchtigen bei Krebspatienten erheblich die Aufnahme von Energie- und Mikronährstoffen über die Nahrung.
- ⇨ **Störungen der Aufnahme und Verwertung von Mikronährstoffen:** Säureblocker wie Omeprazol werden vor allem bei Refluxösophagitis und in der Therapie von Magen- und Zwölffingerdarmgeschwüren eingesetzt. Die Wirkung der Säureblocker beruht darauf, dass sie ein Enzym in den Zellen der Magenschleimhaut langfristig blockieren, das die Magensäure in den Magen pumpt. Durch die pH-Wert-Veränderung wird die pH-abhängige Aufnahme von Vitamin B_{12} und Magnesium erheblich gestört. Ein Mangel an Vitamin B_{12} kann zu einem Anstieg der Homocysteinwerte im Blut führen – mit vielfältigen gesundheitlichen Folgen (zum Beispiel Demenz, Osteoporose, Schlaganfall).

Aktuell werden die häufigsten Wechselwirkungen zwischen Arzneimitteln und Mikronährstoffen in der renommierten internationalen Fachzeitschrift *Critical Reviews in Food Science and Nutrition* ausführlich dargestellt (*Crit Rev Food Sci Nutr* 2018).

Eine gute Versorgung sicherstellen

Sämtliche Stoffwechselprozesse in unserem Körper können nur reibungslos funktionieren und körpereigene Substanzen nur gebildet werden, wenn der Organismus optimal mit Vitaminen, Mineralstoffen und anderen Mikronährstoffen versorgt ist. Ein guter Mikronährstoffstatus bildet die Basis für die Vorbeugung von chronisch-degenerativen Erkrankungen und für eine optimale physische und mentale Leistungsfähigkeit.

Durch unsere »normale« Ernährung lässt sich dieser Status nicht immer gewährleisten. Ein erster Schritt, um festzustellen, ob der eigene Bedarf gut gedeckt ist, kann eine Blutuntersuchung sein.

Den Mikronährstoffstatus bestimmen

Jeder einzelne Mikronährstoff übernimmt eine hoch spezialisierte Aufgabe im Stoffwechsel. Ob er ausreichend zur Verfügung steht und wie hoch gegebenenfalls ein Nahrungsergänzungsmittel dosiert werden muss, lässt sich daher einerseits am Gehalt im Blut, andererseits anhand der Wirkungen im Organismus feststellen. Dazu eignen sich unter anderem labormedizinische Methoden wie

- die Messung von Blutspiegeln, die die Aktivität des Immunsystems widerspiegeln (zum Beispiel 25(OH)-Vitamin D im Blutserum, Vitamin C im Blutplasma) oder
- die Messung der Aktivität mikronährstoffabhängiger Enzyme (zum Beispiel die selenabhängige Thioredoxin-Reduktase).

In der Mikronährstoffdiagnostik nimmt die Messung von Enzymaktivitäten und zellulären Mikronährstoffkonzentrationen (zum Beispiel Magnesium im Vollblut oder in roten Blutkörperchen) einen breiten Raum ein, da aus diesen Werten Rückschlüsse auf den tatsächlichen Mikronährstoffstatus einer Person gezogen werden können.

Wer macht's, wer zahlt's?

Die Supplementierung von Mikronährstoffen sollte möglichst individuell aufgrund der Messwerte, das heißt gezielt und nicht immer von der Stange, erfolgen. Die entsprechenden Laborparameter werden deutschlandweit von vielen Laboratorien durchgeführt. Die in diesem Buch aufgeführten Laborparameter (zum Beispiel 25(OH)D, Homocystein) werden nur in Ausnahmefällen von den gesetzlichen Krankenkassen bezahlt. In der Regel handelt es sich aber um Eigenleistungen, die der Einzelne im Rahmen der Prävention durch Eigenverantwortung selber zahlen muss. Die Eigenverantwortung von Patienten ist zunehmend auch Gegenstand gesundheitspolitischer Diskussionen.

Gute Nahrungsergänzungsmittel erkennen

Die in der Mikronährstoffmedizin (www.vitaminspur.de) eingesetzten Wirkstoffe sind biochemisch definiert und in der Herstellung standardisiert. Es sind Vitamine, Mineralstoffe, Spurenelemente, Aminosäuren und essenzielle Fettsäuren, Enzyme und sekundäre Pflanzeninhaltsstoffe (zum Beispiel Flavonoide).

Die verwendeten Mikronährstoffe werden überwiegend aus natürlichen und schadstofffreien Ressourcen gewonnen. Beispiel: Bedeutende natürliche Quellen für Betacarotin und gemischte Carotinoide sind die Meeresalge Dunaliella salina und die Frucht der Ölpalme (rotes Palmöl). Mineralstoffe und Spurenelemente werden zum Teil in organischer Salzform angeboten.

Nahrungsergänzungsmittel beziehungsweise Mikronährstoff-Präparate sollten in der Regel hypoallergen sein und keine Konservierungsstoffe *(preservatives)*, künstlichen Farbstoffe *(artifical coloring)*, Aromastoffe *(flavoring)*, Zucker, Salz, Stärke *(starch)*, Hefe *(yeast)* und Gluten enthalten.

DIE 10 WICHTIGSTEN NAHRUNGS-ERGÄNZUNGS-MITTEL

1. Vitamin D

Rundum gesund mit der Kraft der Sonne

Lange Zeit galt Vitamin D als das klassische »Knochenvitamin«, und seine medizinische Bedeutung lag vor allem in der Prävention und Therapie der Knochenkrankheiten Rachitis bei Kindern und Osteomalazie bei Erwachsenen. Die aktuellen Erkenntnisse der weltweiten Vitamin-D-Forschung sind spektakulär und lassen das »Sonnenvitamin« in einem ganz neuen Licht erstrahlen.

Wofür wir Vitamin D brauchen

Wie eine überwältigende Anzahl wissenschaftlicher Studien aus den letzten 50 Jahren belegt, wird Vitamin D in unserem Körper nicht nur für den Knochenstoffwechsel, sondern auch für die reibungslose Funktion fast aller Zellen und Organe benötigt. Die Gesundheit der Blutgefäße, des Herzmuskels und der Skelettmuskulatur, der Bauchspeicheldrüse und der meisten anderen Organe sowie die intakte Funktion des Immunsystems – all das ist auf eine optimale Versorgung mit Vitamin D angewiesen. Eine unzureichende Versorgung oder gar ein Vitamin-D-Mangel erhöht folglich unser Krankheitsrisiko erheblich.

Nach Berechnungen des Vitamin-D-Forschers Prof. Dr. Armin Zittermann vom Herz- und Diabeteszentrum NRW könnten durch die Verbesserung der Vitamin-D-Versorgung der deutschen Bevölkerung im günstigsten Fall Gesundheitskosten von bis zu 37,5 Milliarden Euro pro Jahr (!) eingespart werden. Zum Vergleich: Nach Angaben des Bundesgesundheitsministeriums beliefen sich die Arzneimittelausgaben der gesetzlichen Krankenversicherungen im Jahr 2016 allein auf 38,5 Milliarden Euro!

Einfaches Beispiel: Erkältungskrankheiten

Infektionen der oberen Atemwege (zum Beispiel grippale Infekte) zählen zu den häufigsten Erkrankungen überhaupt und verursachen hohe Kosten aufgrund von Arbeitsausfällen. Erwachsene sind durchschnittlich drei- bis viermal pro Jahr, Kleinkinder sogar bis zu 13-mal betroffen. Lange hat man in der Wissenschaft gerätselt, warum Grippe- und Erkältungswellen immer in der sonnenarmen Jahreszeit über unser Land schwappen. Aktuelle Studien liefern nun einen neuen Erklärungsansatz:

So wirkt Vitamin D

- Es fördert eine gesunde Schwangerschaft und die gesunde Entwicklung des ungeborenen Kindes,
- kräftigt die Knochen und die Muskulatur, senkt das Risiko beziehungsweise die Anfälligkeit für Stürze, Brüche (Frakturen) und Osteoporose (»Knochenschwund«),
- senkt die allgemeine und kardiovaskuläre (durch Herz-Kreislauf-Erkrankungen bedingte) Sterblichkeit,
- stärkt die Gefäße und die Herzmuskelleistung,
- wirkt erhöhten Blutdruckwerten entgegen,
- unterstützt das Immunsystem, hilft bei Allergien und verringert das Risiko für Atemwegsinfekte,
- mindert das Krebsrisiko (zum Beispiel Brust- und Darmkrebs) und unterstützt den Erfolg einer schulmedizinischen Krebstherapie,
- senkt das Risiko für Typ-1-Diabetes, verbessert die Glukoseverwertung und den Stoffwechsel bei Typ-2-Diabetes,
- hilft bei Autoimmunerkrankungen wie multipler Sklerose, Morbus Crohn oder Hashimoto-Thyreoiditis,
- schützt bei Nervenerkrankungen die Nervenzellen (zum Beispiel Vorbeugung von ADHS, Alzheimer, Depressionen, Parkinson) und
- hebt das allgemeine psychische und physische Wohlbefinden.

den das Immunsystem schwächenden Vitamin-D-Mangel. Eine unzureichende Versorgung mit Vitamin D erhöht im Herbst und Winter bei Jung und Alt erheblich die Anfälligkeit für Infektionen der oberen Atemwege.

Vitamin D senkt die Infektiosität von Erkältungsviren, indem es unter anderem die Produktion von körpereigenen Antibiotika steigert. Die Ergebnisse von zwei aktuellen Metaanalysen aus den Jahren 2013 und 2016 zeigen, dass die Supplementierung von Vitamin D bei Kindern und Erwachsenen das Risiko für Atemwegsinfektionen signifikant um 35 Prozent reduziert. Deshalb sollte man besonders im Winter und Frühjahr an die Einnahme von Vitamin D denken.

Vom Sonnenvitamin zum Sonnenhormon

Sonnenlicht ist als Urquelle der Vitamin-D-Synthese für unser allgemeines körperliches und geistiges Wohlbefinden unverzichtbar. Wir Menschen brauchen das Sonnenlicht auch zur Kontrolle unserer inneren Uhr, die unter anderem unsere Stimmung reguliert. Und über 90 Prozent unseres Tagesbedarfs an Vitamin D könnten wir im Prinzip durch einen maßvollen Umgang mit der Sonne ohne Sonnenschutzmaßnahmen abdecken.

Wir Westeuropäer können zumindest in den sonnenreichen Monaten Mai bis September genügend Vitamin D über unsere Haut bilden (siehe Seite 41: »Wie kommt es zu dem Mangel?«).

Vitamin D wird im Körper umgewandelt

Die körpereigene Synthese des Sonnenhormons Vitamin D verläuft in mehreren Schritten aus seiner Vorstufe Cholesterin. Dreh- und Angelpunkt ist die Leber, das wichtigste Stoffwechselorgan und die zentrale »Chemiefabrik« unseres Körpers.

Streng genommen ist Vitamin D kein Vitamin im eigentlichen Sinn, sondern vielmehr ein Hormonvorläufer, ein sogenanntes Prohormon, das der menschliche Körper mithilfe der Sonne in der Haut aus Cholesterin bilden kann. Anschließend wird Vitamin D (Cholecalciferol, Ergocalciferol) in der Leber, den Nieren und zahlreichen anderen Zellsystemen über die Speicherform 25(OH)D in seine hormonaktive Form 1,25-Dihydroxy-Vitamin D, kurz $1{,}25(OH)_2D$, umgewandelt. $1{,}25(OH)_2D$ wird schließlich über spezifische Andockstellen, die sogenannten Vitamin-D-Rezeptoren (VDR), in die Zellen eingeschleust. Hier setzt es Signalkaskaden in Gang, die bis in den Zellkern hineinwirken und die Funktion zahlreicher Gene sowie eine Vielzahl von Stoffwechselprozessen regulieren können.

Der Vitamin-D-Rezeptor ist in fast jeder Körperzelle zu finden. Nach aktuellen wissenschaftlichen Schätzungen stehen sogar an die 6000 der 23 000 Gene des Menschen direkt oder indirekt unter der Kontrolle von $1{,}25(OH)_2D$.

Darüber hinaus unterstützt $1{,}25(OH)_2D$ über eine Wechselwirkung mit den Vitamin-D-Rezeptoren die Bildung der Mitochondrien. Im Zellkern fördert $1{,}25(OH)_2D$ über die VDR die Ausbildung von Genen, die mitochondriale Proteine codieren. Auch die mitochondriale Dynamik und Enzymfunktion (zum Beispiel die mitochondriale Atmungskette) werden durch $1{,}25(OH)_2D$ reguliert. Der Einfluss des $1{,}25(OH)_2D$ dringt also bis in die kleinste Zelleinheit vor, mit enormen Auswirkungen auf den Energiehaushalt des gesamten Körpers.

Bildung und Funktion von Vitamin D im Körper

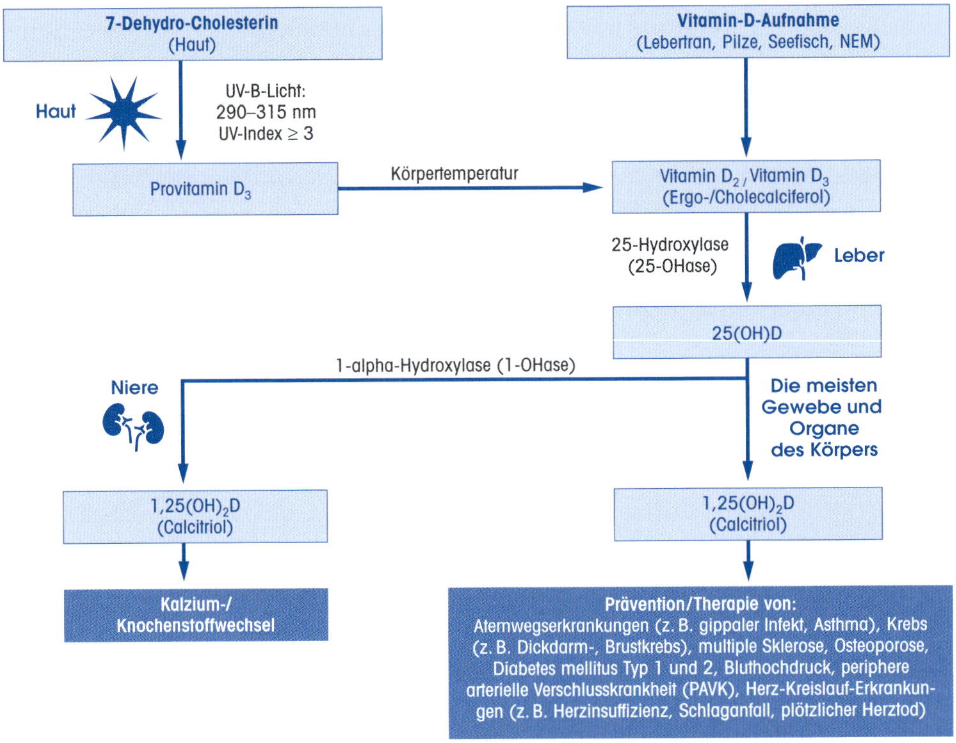

Aufnahme über die Nahrung

Wir können Vitamin D in einem geringen Maße auch über die Nahrung zuführen. Die fotochemische Bildung von Vitamin D erfolgt nämlich nicht ausschließlich beim Menschen, sondern zum Beispiel auch bei einigen Algen. Bereits vor über 500 Millionen Jahren haben Planktonarten Vitamin D hergestellt. Da Fische über den Verzehr von Plankton Vitamin D aufnehmen, sind fette Seefische eine besonders gute Nahrungsquelle für Vitamin D. Für Vegetarier gestaltet sich Aufnahme von Vitamin D durch die Nahrung etwas komplizierter, denn Obst und Gemüse enthalten nur sehr geringe Mengen (siehe dazu auch Seite 43).

Der Vitamin-D-Spiegel – Barometer der Gesundheit

Nach aktuellen wissenschaftlichen Erkenntnissen sollte der 25(OH)D-Spiegel im Blutserum mindestens zwischen 30 und 60 Nanogramm pro Milliliter (ng/ml) liegen, um langfristig negative Folgen eines Vitamin-D-Mangels für die Gesundheit zu vermeiden. So ist eine normale Kalziumverwertung aus der Nahrung – nach Forschungsarbeiten von Prof. Dr. Robert Heaney – erst ab einem Wert von 32 ng/ml beziehungsweise 80 Nanomol pro Liter (nmol/l) zu erwarten. Naturvölker in äquatorialen Ländern haben natürlicherweise sogar einen 25(OH)D-Spiegel von 50 bis 90 ng/ml. Als optimal für die menschliche Gesundheit und zur Vorbeugung degenerativer Erkrankungen und Infektionskrankheiten gilt derzeit ein 25(OH)D-Status zwischen 40 und 60 ng/ml beziehungsweise zwischen 100 und 150 nmol/l.
Niedrigere Werte erhöhen die Krankheitsanfälligkeit und verschlechtern die Lebensqualität. 25(OH)-D-Spiegel unter 20 ng/ml sind Kennzeichen eines ausgeprägten Vitamin-D-Mangels, und bei Werten zwischen 21 und 29 ng/ml liegt ein moderater, aber therapiebedürftiger Vitamin-D-Mangel vor.
25(OH)D ist also das Barometer und der »Goldstandard« für die Vitamin-D-Gesundheit. Daher ist es wichtig, dass man seinen Vitamin-D-Status vom (Haus-)Arzt über eine labormedizinische Bestimmung des 25(OH)D-Werts im Blutserum kontrollieren lässt, denn das ist der wichtigste medizinische Laborparameter (kennzeichnende Messgröße) zur Beurteilung der Vitamin-D-Versorgung eines Menschen.

Notwendige Vitamin-D-Zufuhr pro Tag

Für einen gesunden Vitamin-D-Status müssen regelmäßig 40 bis 60 IE (Internationale Einheiten) Vitamin D pro Kilogramm Körpergewicht pro Tag über alle Quellen (Sonne, Nahrung, Nahrungsergänzungsmittel) aufgenommen werden. Diese Empfehlung gilt für gesunde, normalgewichtige Erwachsene und Jugendliche. Beispiel: Eine gesunde Person mit einem Körpergewicht von 70 Kilogramm hat gemäß dieser Empfehlung einen regelmäßigen Tagesbedarf von 3000 bis 4000 IE Vitamin D. Bei kranken Menschen kann der Vitamin-D-Bedarf höher sein.

Blutwerte von Vitamin D

25(OH)D-Spiegel im Blutserum	
Optimale Versorgung	40–60 ng/ml
Unzureichende Versorgung	< 30 ng/ml
Vitamin-D-Mangel	< 20 ng/ml

Vitamin-D-Mangel ist weitverbreitet

Bei den Deutschen tritt, wie bei den meisten Nordeuropäern, ein Vitamin-D-Mangel sehr häufig auf. Gesundheitspolitiker und ernährungsmedizinische Fachgesellschaften in Europa haben diese bedrohliche Entwicklung zur Mangelversorgung bisher nicht ausreichend ernst genommen und aktuelle wissenschaftliche Studienergebnisse nicht anerkannt.
Das Robert Koch-Institut in Berlin hat im Auftrag des Bundesgesundheitsministeriums eine repräsentative Studie über die Vitamin-D-Versorgung in Deutschland durchgeführt. Erschreckendes Ergebnis: Der 25(OH)D-Spiegel im Blut von 57 Prozent der untersuchten Männer und 58 Prozent der Frauen lag unterhalb des kritischen Grenzwerts von 20 ng/ml. Bei den über 65-Jährigen waren sogar 75 Prozent mit Vitamin D unterversorgt! Die Defizite waren naturgemäß in den Wintermonaten höher als während der Sommermonate.

Vitamin-D-Mangel in Europa: Eine Pandemie

Die Häufigkeit des Vitamin-D-Mangels in den europäischen Bevölkerungen und die für alle Betroffenen damit verbundenen potenziellen Gesundheitsgefahren werden durch die Ergebnisse der soeben in der Fachzeitschrift *American Journal of Clinical Nutrition* publizierten ODIN-Studie (AJCN, 2016; Internetseite: www.odin-vitd.eu) zusätzlich belegt. In dieser Studie wurden die 25(OH)D-Spiegel von 55 844 Europäern ausgewertet. Die Ergebnisse sind alarmierend und stellen die Handlungskompetenz und das Verantwortungsbewusstsein der nationalen und europäischen Gesundheitspolitik gegenüber ihren Bevölkerungen infrage:

- 13 Prozent der Untersuchten hatten einen 25(OH)D-Spiegel von < 12 ng/ml beziehungsweise < 30 nmol/l.
- 40,4 Prozent der Untersuchten hatten einen 25(OH)D-Spiegel von < 20 ng/ml beziehungsweise < 50 nmol/l.
- 84 Prozent der Untersuchten hatten einen 25(OH)D-Spiegel von < 30 ng/ml beziehungsweise < 75 nmol/l.

84 Prozent der untersuchten Personen hatten demnach einen 25(OH)D-Spiegel von weniger als 30 ng/ml, der nach den aktuellen Studien der Arbeitsgruppe um Prof. Dr. Michael Amling vom Universitätsklinikum Hamburg-Eppendorf für eine gesunde Knochenmineralisierung nicht ausreicht. In den Monaten von Oktober bis

März war ein Vitamin-D-Mangel deutlich häufiger nachweisbar als im Zeitraum von April bis November. Bei ethnischen Gruppen mit dunkler Hautfarbe war der Vitamin-D-Mangel sogar bis zu 71-mal häufiger nachweisbar.
Legt man als gesunden Normalwert einen 25(OH)D-Spiegel von 40 bis 60 ng/ml (beziehungsweise 100 bis 150 nmol/l) fest, so ist nach den Ergebnissen der ODIN-Studie die Volksgesundheit von Millionen Europäern und Deutschen durch einen Vitamin-D-Mangel gefährdet.
Wie katastrophal die genannten Zahlen sind, wird vollends klar, wenn man sich die lange Liste der Krankheiten ansieht, die durch einen Vitamin-D-Mangel ausgelöst oder verstärkt werden können. Dazu gehören neben den schon genannten auch Übergewicht, die nicht alkoholische Fettleber (NAFL), chronische Entzündungen, Krebserkrankungen, das metabolische Syndrom, der Diabetes mellitus Typ 1 und Typ 2 sowie Herz-Kreislauf-, Gefäß- und Autoimmunerkrankungen.

Wie kommt es zu dem Mangel?

Sie werden sich sicherlich fragen, wie der Mangel entsteht, wenn wir doch das Sonnenvitamin mithilfe von Sonnenlicht selbst bilden können. Die Erklärung ist ganz einfach und logisch zugleich:

- **Unsere geografische Lage:** Deutschland befindet sich zwischen dem 47. und 55. Breitengrad, also auf der Nordhalbkugel auf der Höhe von Kanada. Im Zeitraum von Oktober bis März steht die Sonne hier nicht hoch genug am Himmel (UV-Index weniger als 3), um unsere Haut mit den notwendigen UV-B-Strahlen von 290 bis 315 Nanometer (nm) zu versorgen. Zudem wird die Haut mit zunehmendem Alter dünner, und die Fähigkeit, Vitamin D auf natürlichem Wege mithilfe der Sonne zu bilden, lässt um bis zu 75 Prozent nach.
- **Vitamin D ist nur begrenzt speicherbar:** Die Halbwertszeit von Vitamin D (Cholecalciferol) beträgt nur etwa 12 bis 24 Stunden, die von 25(OH)D etwa zwei bis drei Wochen und die von 1,25$(OH)_2$D etwa drei bis vier Stunden. Darüber hinaus scheint nach aktuellen Untersuchungen Cho-

Tipp

Faustregel: Steht die Sonne so niedrig (flacher als 45 Grad) am Himmel, dass der Schatten Ihres Körpers länger ist als Ihr Körper, kann in der Regel keine Vitamin-D-Produktion mehr in Ihrer Haut erfolgen.

Der Vitamin-D-Gehalt verschiedener Lebensmittel

Lebensmittel	Vitamin-D-Gehalt in 100 Gramm	notwendige Lebensmittelmenge*
Vitamin D_3		
Lebertran	12 000 IE**	17–34 g
Hering	1040 IE	193–386 g
Aal	840 IE	230–460 g
Lachs	680 IE	294–588 g
Sardinen	440 IE	455–910 g
Thunfisch	240 IE	833–1666 g
Butter	48 IE	4200–8400 g
Muttermilch	12–60 IE	160–170 ml
Vitamin D_2		
Avocado	140–200 IE	1900–3600 g
Steinpilze (nicht sonnengetrocknet)	120 IE	1700–3400 g
Champignons (nicht sonnengetrocknet)	76 IIE	2700–5400 g

** Menge (Gramm/Milliliter), um den täglichen präventiven Vitamin-D-Bedarf von 2000 bis 4000 IE abzudecken*
*** IE = Internationale Einheiten*

lecalciferol auch über passive Diffusion direkt in verschiedene Zellen und Gewebe eindringen zu können. Hier wird es dann von der lokalen 25-OHase und 1-OHase zum aktiven 1,25$(OH)_2$D aktiviert.

⇨ **Sonnenschutz:** Die Verwendung von Sunblockern und Lichtschutzfaktoren (LSF) in vielen Körperlotionen kann bereits ab einem LSF 30 und höher die körpereigene Vitamin-D-Synthese um über 95 Prozent blockieren.

⇨ **Unser Lebensstil:** Wir halten uns immer weniger an der frischen Luft und eigentlich den ganzen Tag in geschlossenen Räumen auf. Daher sind viele Menschen auch in den Sonnenmonaten nicht ausreichend mit Vitamin D versorgt. Wer täglich über vier Stunden Fernsehen schaut, verdoppelt sein Risiko, einen Vitamin-D-Mangel zu bekommen!

⇨ **Unsere Ernährung:** Es gibt keine Möglichkeit, den Vitamin-D-Bedarf ausreichend über die Nahrung abzudecken – oder hätten Sie Lust, jeden Tag zum Frühstück einen sauren Hering mit Lebertran runterzuspülen? Milchprodukte, Eier oder Butter sind zur Abdeckung des täglichen Bedarfs nur bedingt geeignet.

Sonnengetrocknete Pilze mit hohem Vitamin-D-Gehalt

Eine Ausnahme bilden Pilze: Steinpilze und Champignons sind eine gute Nahrungsquelle für Vitamin D. Allerdings muss man die Pilze vor dem Verzehr in der Sonne trocknen. Dieses Konservierungsverfahren ist bereits seit Jahrhunderten bekannt, man schneidet dabei zunächst die Fruchtkörper der Pilze in dünne Scheiben und legt sie dann (ohne sie überlappen zu lassen) auf einem sauberen Geschirrtuch oder Ähnlichem in der Sonne zum Trocknen aus. Im Zuge der Trocknung in der Sonne werden in den Pilzen durch die UV-Bestrahlung nennenswerte Mengen von Vitamin D_2 (Ergocalciferol) produziert. Forscher der Universität Freiburg gehen davon aus, dass es für eine Tagesdosis Vitamin D ausreicht, wenn man an einem Sommertag 30 g Pilze in jeweils 5 mm dicke Scheiben schneidet und vor dem Verzehr etwa 30 Minuten in die Mittagssonne legt. Das auf diese Weise durch das UV-B-Licht gebildete Vitamin D_2 (Ergocalciferol) ist chemisch stabil, was bedeutet, dass sich seine biochemische Wirkung nicht verändert und die getrockneten Pilze auch gelagert oder eingefroren werden können.
Dieses verblüffend einfache Verfahren würde es uns ermöglichen, den Vitamin-D-Mangel in Deutschland zu beseitigen.

Arzneimittel und Vitamin D

Die Wirksamkeit zahlreicher Medikamente wird durch Vitamin D unterstützt. Außerdem kann Vitamin D das Risiko für unerwünschte Arzneimittelwirkungen verringern (zum Beispiel Osteoporose durch Cortisonpräparate).

⇨ **Vitamin-D-Räuber:** Einige Medikamente (zum Beispiel Antiepileptika) können den Vitamin-D-Bedarf erhöhen, etwa indem sie Vitamin-D-abbauende Enzyme aktivieren. Durch diese Mikronährstoff-Räuber wird Vitamin D inaktiviert und verliert somit seine Stoffwechselfunktion. Auf diese Weise können bei Kindern

Medikamente mit Vitamin-D-Wechselwirkung

Wenn Sie eines der folgenden Arzneimittel einnehmen müssen, sollten Sie in jedem Fall Ihren 25(OH)D-Status kontrollieren und gegebenenfalls unter ärztlicher Kontrolle ausgleichen lassen:

- Antazida und Säureblocker (zum Beispiel Omeprazol),
- Antiepileptika (zum Beispiel Carbamazepin),
- Bisphosphonate (zum Beispiel Risedronat, Pamidronat, Zoledronat),
- Blutdrucksenker (zum Beispiel Nifedipin),
- Cholesterinsenker (zum Beispiel Atorvastatin),
- Cortisonpräparate (zum Beispiel Dexamethason),
- Krebsmedikamente (zum Beispiel Anastrozol, Tamoxifen),
- Virostatika (zum Beispiel Saquinavir, Zidovudin),
- Johanniskrautpräparate.

Generell wenden Sie sich bitte bei Fragen zu Ihren Medikamenten an Ihren Arzt und Apotheker.

und Erwachsenen, die mit Arzneimitteln gegen epileptische Anfälle (zum Beispiel Phenytoin, Carbamazepin) behandelt werden, schwere Störungen im Knochenwachstum auftreten, zum Beispiel eine medikationsbedingte Osteoporose.

- **Bisphosphonate und Vitamin-D-Mangel:** Bisphosphonate (zum Beispiel Pamidronat, Zoledronat) gehören zu den häufigsten in der Osteoporosetherapie und zum Teil auch bei Krebs verordneten Arzneimitteln. Die Wirksamkeit dieser knochenaktiven Medikamente kann durch Vitamin D verbessert und gleichzeitig können schwerwiegende Nebenwirkungen (zum Beispiel eine Nekrose des Kieferknochens) verringert werden. Daher ist eine Therapie mit Bisphosphonaten bei einem Vitamin-D-Mangel kontraindiziert. Vor dem Einsatz von Bisphosphonaten muss der Arzt in jedem Fall den 25(OH)D-Haushalt kontrollieren und gegebenenfalls durch die Gabe von Vitamin D auf einen normalen Status von 40 bis 60 ng/ml einstellen.

Anwendungsgebiete für Vitamin D

Schwangerschaft/Stillzeit

Wirkung: Vitamin D unterstützt die Fruchtbarkeit, einen störungsfreien Schwangerschaftsverlauf, eine komplikationsarme Geburt, eine gesunde Entwicklung des Kindes, eine Verbesserung der Spermienqualität und -beweglichkeit.

Besonderheiten: Muttermilch ist mit 10–60 IE pro Liter arm an Vitamin D. Um den Vitamin-D-Gehalt der Muttermilch auf 400–500 IE pro Liter zu steigern, muss die stillende Frau laut Prof. Holick täglich 4000–6000 IE Vitamin D supplementieren.

Dosierung: 40–60 IE Vitamin D pro kg Körpergewicht pro Tag nach Absprache mit dem Arzt (z. B. Schwangere: 2000–4000 IE pro Tag, Stillende: 4000–6000 IE pro Tag).

Anti-Aging/Langes Leben

Wirkung: Vitamin D wirkt antientzündlich und stabilisiert die Telomere.

Besonderheit: Ein 25(OH)D-Status von > 40 ng/ml gegenüber einem 25(OH)D-Status < 20 ng/ml senkt die allgemeine Sterblichkeit um 50 % und das Krebsrisiko um 65 %.

Dosierung: 40–60 IE Vitamin D pro kg Körpergewicht pro Tag.

Allergien und Asthma

Wirkung: Vitamin D dämpft Entzündungsprozesse, stärkt die Abwehrkräfte, steigert die Produktion von antiallergischen Botenstoffen.

Besonderheiten: Vitamin-D-Mangel erhöht Risiko für Atemwegsinfekte auf das bis zu Fünffache.

Dosierung: 50–70 IE Vitamin D pro kg Körpergewicht pro Tag nach Absprache mit dem Arzt.

Atemwegsinfektionen, virale (z. B. Influenza, Corona)

Wirkung: Vitamin D senkt die Infektiosität von Erkältungsviren, indem es unter anderem die Produktion von körpereigenen Antibiotika steigert. Aktuelle Metaanalysen beweisen, dass Vitamin D bei Kindern und Erwachsenen das Risiko für Atemwegsinfektionen signifikant senkt – um 35 %.

Besonderheiten: 25(OH)D < 30 ng/ml steigert deutlich das Risiko für eine Infektion und einen schweren Verlauf von COVID-19.

Dosierung: 50–70 IE Vitamin D pro kg Körpergewicht pro Tag nach Absprache mit dem Arzt.

Bluthochdruck, Herzinfarkt und Schlaganfall

Wirkung: Vitamin D senkt den systolischen und den diastolischen Blutdruck, verbessert die Gefäßgesundheit, senkt blutdruckerhöhende Hormone und das kardiovaskuläre Risiko (z. B. Herzinfarkt, Schlaganfall).

Besonderheiten: Vitamin-D-Mangel erhöht das kardiovaskuläre Risiko (z. B. Bluthochdruck, Schlaganfall).

Dosierung: 50–70 IE Vitamin D pro Kilogramm Körpergewicht pro Tag nach Absprache mit dem Arzt.

Diabetes mellitus

Wirkung: Vitamin D verbessert die Ausschüttung und Verwertung von Insulin, verlangsamt das Fortschreiten von Prädiabetes, senkt das Risiko für Typ-1-Diabetes und diabetische Folgeerkrankungen.

Besonderheiten: Vitamin-D-Mangel ist ein Risikofaktor für Typ-1- und Typ-2-Diabetes und das metabolische Syndrom.

Dosierung: 50–70 IE Vitamin D pro Kilogramm Körpergewicht pro Tag nach Absprache mit dem Arzt.

Gegen Pflegebedürftigkeit und Knochenwachstumsstörungen

Wirkung: Vitamin D ist für die normale Kalziumverwertung wichtig, es kräftigt die Muskulatur und beugt Knochenalterung vor.

Besonderheiten: Die Fähigkeit der Haut, Vitamin D zu bilden, sinkt im Alter um bis zu 75 %!

Dosierung: 50–70 IE Vitamin D pro Kilogramm Körpergewicht pro Tag nach Absprache mit dem Arzt.

Entzündliche Darmerkrankungen

Wirkung: Vitamin D senkt die Entzündungsaktivität im Darm, stabilisiert die Darmbarriere bei einem Leaky-Gut-Syndrom und unterstützt eine gesunde Darmflora.

Besonderheiten: Die Fähigkeit der Vitamin-D-Aufnahme ist stark beeinträchtigt!

Dosierung: 60–80 IE Vitamin D pro Kilogramm Körpergewicht pro Tag nach Absprache mit dem Arzt.

Krebs

Wirkung: Vitamin D senkt das Risiko für Krebs (z. B. Brust-, Darmkrebs), für Metastasierung und vorzeitiges Sterben; es erhöht die Ansprechrate der Krebstherapie, verringert deren Nebenwirkungen (z. B. bei Rituximab, Paclitaxel) und verbessert die Lebensqualität der Betroffenen.

Besonderheiten: Kontrolle des 25(OH)D-Status bei einer Krebsdiagnose!

Dosierung: 60–80 IE Vitamin D pro Kilogramm Körpergewicht pro Tag nach Absprache mit dem Arzt.

Multiple Sklerose

Wirkung: Vitamin D wirkt immunregulierend, sorgt für ein gesundes Gleichgewicht zwischen entzündungsfördernden Th1- und Th17-Zellen und den entzündungshemmenden Th2-Zellen, es senkt die Schubrate und das Risiko für Gehirnläsionen.

Besonderheiten: Kontrolle des Parathormon- und 25(OH)D-Status bei Autoimmunerkrankungen!

Dosierung: Bis zu 1.000 IE Vitamin D pro Kilogramm Körpergewicht pro Tag NUR unter strenger Kontrolle durch den Arzt (Zielwerte: 25(OH)D: 100–140 ng/ml, Parathormon: 20–25 ng/l).

2. Omega-3-Fettsäuren

EPA und DHA: Essenziell für die Zellgesundheit

Omega-3-Fettsäuren sind in aller Munde. Denn die zunehmende Datenflut aus der aktuellen Forschung zeigt, dass Omega-3-Fettsäuren ein hohes Potenzial besitzen, gefürchteten Zivilisationskrankheiten (zum Beispiel dem Herzinfarkt) vorzubeugen, und bei einer Vielzahl von entzündlich geprägten Erkrankungen hilfreich sind.

Omega-3: Der Schlüssel zur Gesundheit

Die wertvollen Omega-3-Fettsäuren Eicosapentaensäure (EPA) und Docosahexaensäure (DHA) sind für die gesunde Entwicklung und Funktion jeder Körperzelle wichtig, sie helfen bei einer Vielzahl von Erkrankungen, können deren Therapie optimieren und die Lebensqualität verbessern.

Aktuelle klinische Studien belegen:

⇨ **Entzündungsprozesse:** Sie werden durch Omega-3-Fettsäuren reduziert. EPA/DHA werden daher bei entzündlich geprägten Erkrankungen wie Allergien, Asthma, Migräne, multiple Sklerose oder Rheuma erfolgreich eingesetzt.

⇨ **Zellgesundheit:** Die Entwicklung und reibungslose Funktion der Zellen des Endothels (Auskleidung der Blutgefäße), Gehirns, Nervensystems, der Netzhaut sowie die Zellmembranen der Mitochondrien benötigen EPA/DHA. Bei Augenleiden (zum Beispiel AMD) verbessern Omega-3-Fettsäuren die Sehfunktion.

⇨ **Darmgesundheit:** Omega-3-Fettsäuren unterstützen eine gesunde Darmflora sowie die Anzahl und Vielfalt der guten Darmbakterien. Bei entzündlichen Darmerkrankungen (zum Beispiel Morbus Crohn) oder beim Leaky-Gut-Syndrom werden EPA/DHA erfolgreich eingesetzt.

⇨ **Gehirn/Nervensystem:** Omega-3-Fettsäuren regulieren den Informationsaustausch und die Reizübertragung im Gehirn, sie wirken stimmungsaufhellend und harmonisierend auf den Nervenbotenstoffwechsel (zum Beispiel Serotonin) und fördern die Hirnleistung. EPA/DHA werden erfolgreich bei ADHS, Depressionen, Demenz und zur Förderung der Gedächtnisleistung eingesetzt.

⇨ **Haut/Schleimhäute:** Omega-3-Fettsäuren stärken die Schutzbarrieren der Haut und Schleimhäute. EPA/DHA sind bei Hauterkrankungen wie Neurodermitis und Psoriasis hilfreich, fördern die Biodiversität im Darm und eine gesunde Darmflora.

- **Gelenke/Knochen:** Omega-3-Fettsäuren unterstützen die Gelenkgesundheit und die Entwicklung stabiler Knochen. EPA/DHA helfen bei Arthrose oder Osteoporose.
- **Herz-Kreislauf-System:** Omega-3-Fettsäuren stabilisieren die Herzkraft, den Herzrhythmus, senken erhöhte Blutdruck- und Blutfettwerte (zum Beispiel Triglyceride), unterstützen die Entgiftung des Gefäßgifts Homocystein, verbessern die Fließeigenschaften des Blutes und die Sauerstoffversorgung der kleinen Gefäße. Omega-3-Fettsäuren beugen der Geldrollenbildung (Thrombozytenaggregation) und der Entwicklung von Herzkrankheiten vor, zum Beispiel einem Herzinfarkt, dem plötzlichen Herztod oder einem Schlaganfall.
- **Krebs:** Das Risiko, an Brust- oder Darmkrebs zu erkranken, wird durch Omega-3-Fettsäuren verringert. EPA/DHA unterstützen die Wirksamkeit der Krebstherapie, verringern deren Nebenwirkungen (zum Beispiel Fatigue) und verbessern die Lebensqualität der Patienten.
- **Sport, Stress:** Auch Profisportler, Berufstätige und Stressgeplagte profitieren nachweislich von EPA/DHA.

Was sind eigentlich Fettsäuren?

Fettsäuren sind die Hauptbestandteile der in Lebensmitteln und in unserem Körper vorkommenden Fette. Diese Fette erfüllen in allen Zellen und Organen eine Vielzahl von lebenswichtigen Funktionen. Zum einen ist Fett der wichtigste Energielieferant mit dem höchsten Brennwert in unserer Nahrung, zum anderen ist es die Quelle für essenzielle Fettsäuren und Phospholipide (zum Beispiel Gehirn). Diese sind wichtige Baustoffe aller Zellmembranen und Zellorganellen. Aus den Omega-3-Fettsäuren EPA und DHA werden hormonartige Botenstoffe (Eicosanoide) sowie potente Zellschutzfaktoren und Entzündungshemmer (Lipidmediatoren: Resolvine, Maresine, Protektine), gebildet, die lebenswichtige Funktionen bei der Regulierung unseres Stoffwechsels und Immunsystems übernehmen.

Fett ist nicht gleich Fett

Die Qualität eines Fettes hängt davon ab, welche Art Fettsäuren es enthält. Fette und Öle lassen sich aufgrund ihrer Zusammensetzung unterteilen in:

- gesättigte Fettsäuren (zum Beispiel Palmitinsäure in Butter, Palmkern- und Kokosfett),
- einfach ungesättigte Fettsäuren (zum Beispiel Ölsäure in Olivenöl und Rapsöl),
- mehrfach ungesättigte Fettsäuren (zum Beispiel Omega-3-Fettsäuren in Lachsöl).

In unserem Körper kommen Fettsäuren beispielsweise in Phospholipiden (Bestandteile aller biologischen Membranen, zum Beispiel Phosphatidylcholin) und in den Sphingolipiden (zum Beispiel Sphingomyeline der Nervenscheiden) vor.

Die Doppelbindung ist entscheidend

Der Aufbau eines Fettmoleküls ist relativ einfach. Dabei sind drei (Tri-)Fettsäuren mit dem dreiwertigen Alkohol Glycerol (-glycerid) zu einem Triglycerid (= Fett) verbunden. Die Omega-3-Fettsäure Alpha-Linolensäure (ALA), die 18 Kohlenstoffatome enthält, unterscheidet sich von der gleich langen Omega-6-Fettsäure Linolsäure nur durch eine zusätzliche Doppelbindung an der dritten Stelle. Kleine Unterschiede in der Chemie bewirken hier jedoch große Unterschiede in der biologischen Wirkung. Bei den ungesättigten Fettsäuren, zu denen auch die bereits erwähnten

Mehrfach ungesättigte Fettsäuren im Überblick

- Omega-3- und Omega-6-Fettsäuren sind mehrfach ungesättigte Fettsäuren.
- Sie sind wichtige Bausteine aller Zellmembranen und Vorläufer vieler anderer Substanzen im Körper, die zum Beispiel für die Regulierung des Blutdrucks oder für die Unterdrückung von Entzündungsreaktionen verantwortlich sind.
- Die Omega-3-Fettsäuren Eicosapentaensäure (EPA) und Docosahexaensäure (DHA) werden aufgrund ihrer Wirkung auf das Gehirn auch als »Gehirnfettsäuren« bezeichnet. Vor allem DHA spielt in der Schwangerschaft und in der frühen Kindheit eine zentrale Rolle. Ein Mangel an EPA und DHA verursacht neurologische Störungen, aber auch Durchblutungsstörungen. Außerdem ist die Anfälligkeit für neurokognitive Erkrankungen (zum Beispiel ADHS, Depressionen) erhöht.
- Das Verhältnis der beiden Fettsäuren Omega-3 und Omega-6 hat Einfluss auf die Entzündungsprozesse.

Omega-3-Fettsäuren zählen, liegen zudem die Doppelbindungen fast ausnahmslos in der cis-Konfiguration vor.
Transfettsäuren entstehen beim Härten (zum Beispiel von Margarine) sowie beim Erhitzen von Fetten (zum Beispiel für Pommes frites oder Chips). Sie haben eine starre Struktur und beeinträchtigen die gesundheitsfördernde Wirkung der Omega-3-Fettsäuren. Transfettsäuren begünstigen – unter anderem aufgrund ihrer antagonistischen Wirkung zu Omega-3-Fettsäuren – die Entstehung der Arteriosklerose und steigern das Risiko für kardiovaskuläre Erkrankungen.

Die zwei Gesichter der Omega-6-Fettsäuren

Die wichtigsten Omega-6-Fettsäuren sind die Linolsäure (LA), Gamma-(γ)-Linolensäure (GLA) und Arachidonsäure (ARA). Omega-6-Fettsäuren sind vor allem in pflanzlichen Ölen enthalten.
Linolsäure, die Ausgangsfettsäure der Omega-6-Fettsäuren, kommt reichlich in Sonnenblumenöl, Sojaöl und Pflanzenmargarine vor.
Gamma-Linolensäure ist vor allem im Samenöl der Nachtkerze und des Borretsch enthalten. Diese essenzielle Fettsäure wandelt der Körper in hormonähnliche Stoffe, die Prostaglandine, um. Die Prostaglandine der Serie 1, gebildet aus der Gamma-Linolensäure, wirken entzündungshemmend und schützen die Membranen der Nervenzellen. Gamma-Linolensäure wird deshalb zur Behandlung von Neurodermitis, diabetischer Neuropathie, bei Menstruationsbeschwerden und Migräne eingesetzt.
Aus der in tierischen Fetten vorkommenden Arachidonsäure werden im Körper hormonartige Entzündungsvermittler (Eicosanoide der Serien 2 und 4, zum Beispiel Leukotrien B4) gebildet. Diese sind bei vielen entzündlichen Erkrankungen wie Rheuma, Asthma, Morbus Crohn und multiple Sklerose beteiligt. Je mehr Arachidonsäure unser Körper mit der Nahrung aufnimmt, desto mehr dieser entzündungsfördernden Botenstoffe werden gebildet. Seit 1998 ist übrigens der Leukotrien-B4-Antagonist Montelukast zur oralen Therapie von Asthma bronchiale auf dem Markt. Leukotrien B4 ist ein Entzündungsvermittler, der auf die Bronchien stark verengend wirkt. Um entzündlichen Prozessen bei Erkrankungen wie Rheuma entgegenzuwirken, sollte darauf geachtet werden, dass mit der Nahrung weniger als 50 mg Arachidonsäure am Tag aufgenommen werden. Arachidonsäurereiche Nahrungsmittel wie Fleisch oder Wurstwaren sollten daher bei entzündlichen Erkrankungen gemieden werden.

Mit Omega-3-Fettsäuren gegen Zivilisationserkrankungen

Zu den wichtigsten Omega-3-Fettsäuren gehören die Alpha-Linolensäure sowie die langkettigen, maritimen, mehrfach ungesättigten Fettsäuren Eicosapentaensäure (EPA) und Docosahexaensäure (DHA).
Alpha-Linolensäure ist eine pflanzliche Omega-3-Fettsäure und zählt zu den essenziellen Fettsäuren. Sie findet sich in Farnen und Moosen sowie in pflanzlichen Ölen wie Raps-, Lein- und Walnussöl.
Unter gesundheitlichen Aspekten sind die langkettigen, maritimen mehrfach ungesättigten Omega-3-Fettsäuren Eicosapentaensäure (EPA) und Docosahexaensäure (DHA) besonders wichtig. EPA und DHA kommen in nennenswerten Mengen in fettreichen Meeresfischen wie Lachs, Thunfisch, Hering, Makrele und Sardine, in bestimmten Mikroalgen (zum Beispiel Ulkenia) sowie in Krillöl vor. Sie sind unentbehrliche Bausteine jeder Zellmembran und daher maßgeblich für unsere Gesundheit verantwortlich. Sie wirken entzündungshemmend, regulieren die Genexpression und damit den Stoffwechsel, verbessern die Mikrozirkulation und den Sauerstofftransport im Blut, senken den Triglyceridspiegel, schützen unsere Gefäße, steigern die Konzentrationsfähigkeit und beugen verschiedenen Zivilisationskrankheiten wie Herzinfarkt, Schlaganfall und Krebs vor.

Auf das richtige Verhältnis kommt es an

Fettsäuren sind Vorläufer hormonähnlicher Reglersubstanzen (zum Beispiel Eicosanoide), die an vielen lebenswichtigen Prozessen im Körper beteiligt sind. Dazu gehören unter anderem das Immunsystem, die Regulation des Blutdrucks, die Reaktivität der Bronchialschleimhaut, die Entwicklung des Nervensystems, die Blutgerinnung sowie der Aufbau aller Zellmembranen, die über die Stoffwechselleistung jeder Körperzelle entscheiden.
Zur Vorbeugung von Erkrankungen sollten wir auf ein ausgeglichenes Verhältnis zwischen Omega-6- und Omega-3-Fettsäuren von etwa 4:1 achten. Durch unsere Industriekost, die reich an Omega-6-Fettsäuren ist, wird dieses Verhältnis sehr stark zuungunsten der Omega-3-Fettsäuren gestört, und zwar bis zu 10:1 oder gar 50:1 zugunsten der entzündungsfördernden Omega-6-Fettsäuren.

EPA und ARA in Konkurrenz

Aus der Omega-3-Fettsäure Eicosapentaensäure (EPA) werden über das Enzym Delta-6-Desaturase antientzündliche und gefäßschützende Eicosanoide der Seri-

Stoffwechsel der Omega-6- und Omega-3-Fettsäuren

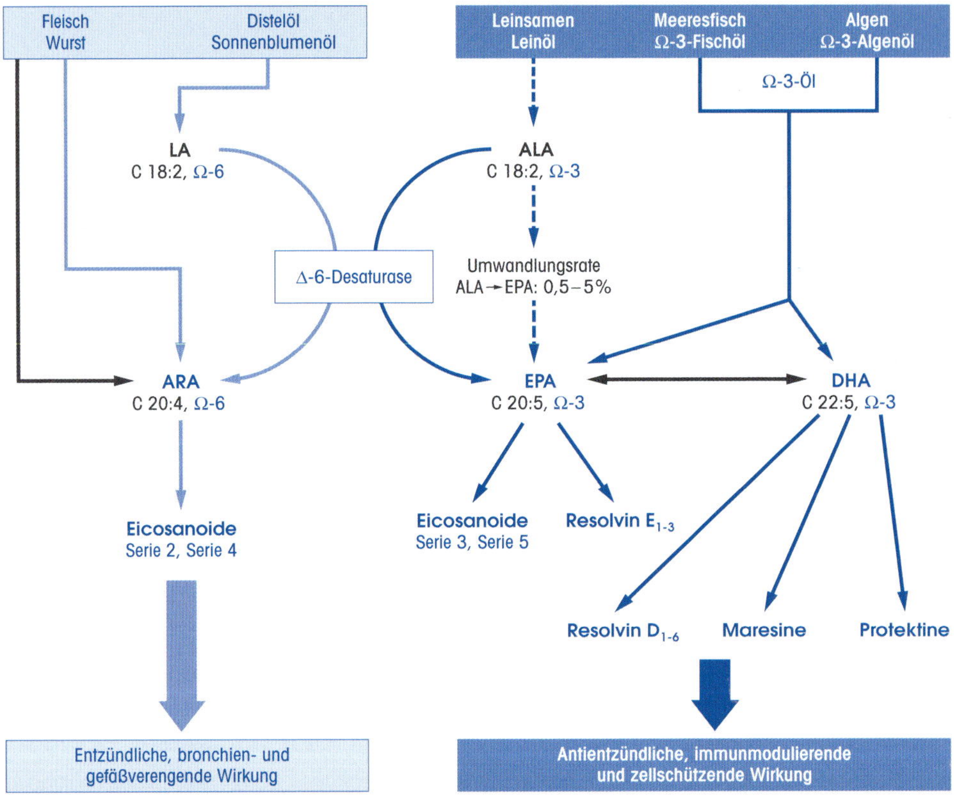

en 3 und 5 gebildet, während aus der Omega-6-Fettsäure Arachidonsäure (ARA) entzündungsfördernde und gefäßverengende Eicosanoide der Serien 2 und 4 gebildet werden. EPA und ARA konkurrieren konzentrationsabhängig um das Enzym Delta-6-Desaturase, das heißt: Je weniger Arachidonsäure bei gleichzeitig hoher EPA-Zufuhr vorliegt, desto mehr entzündungshemmende Eicosanoide können aus EPA gebildet werden. Um die gesundheitsfördernden Eigenschafen der Omega-3-Fettsäuren EPA und DHA auszuschöpfen, sollte man daher auch immer auf eine arachidonsäurearme Ernährung (≤ 50 mg ARA pro Tag) achten.

Typische Mangelerscheinungen

Neben der Begünstigung von chronisch-entzündlich geprägten Erkrankungen führt ein Mangel an Omega-3-Fettsäuren zu einer Vielzahl von Störungen beispielsweise im Neurotransmitterstoffwechsel (unter anderem bei Serotonin), aber auch die Dopaminausschüttung (vor allem im Frontalhirn) wird reduziert. Zudem wird der neuronale Glukose- und Energiestoffwechsel beeinträchtigt sowie die Bildung von Phospholipiden wie zum Beispiel Phosphatidylserin reduziert, die wichtig für die Kommunikation und den Informationsaustausch zwischen Nervenzellen sind. Es kommt zur Reduktion wichtiger Phospholipide, zum Beispiel des Phosphatidylserins, das für die Kommunikation und den Informationsaustausch zwischen Nervenzellen notwendig ist. Auch die zerebrale Durchblutung und die Sauerstoffversorgung des Gehirns werden beeinträchtigt und die Anfälligkeit für neurokognitive Erkrankungen wie Alzheimer und Parkinson sowie für neuropsychiatrische Erkrankungen wie ADHS, Depressionen und Schizophrenie ist erhöht.

Den Bedarf richtig decken

Seefisch ist die wichtigste Quelle für die langkettigen mehrfach ungesättigten Omega-3-Fettsäuren Eicosapentaensäure (EPA) und Docosahexaensäure (DHA). Um ausreichend mit EPA und DHA versorgt zu sein, ist oft eine regelmäßige Supplementierung notwendig, da die Aufnahme über den Verzehr fetter Seefische bei den meisten Menschen zu gering ist.

Generell werden von den Ernährungsfachgesellschaften für Gesunde und Schwangere mindestens 500 mg EPA/DHA pro Tag empfohlen. Dies entspricht zum Beispiel zwei Portionen Seefisch pro Woche. Wenn der Bedarf nicht durch die Ernährung gedeckt werden kann, sollten entsprechende Supplemente (wie Fischöl, Algenöl, Fischöl-Kapseln, Krillöl-Kapseln) eingenommen werden. Schwangeren empfehle ich 1500 bis 2000 mg EPA/DHA pro Tag. Auch bei Kindern, Jugendlichen, Vegetariern und Leistungssportlern sollte auf eine gute Versorgung mit EPA und DHA geachtet werden.

Das natürliche Fischöl sollte, genauso wie das Algenöl für Veganer, labordiagnostisch kontrolliert und frei von Schwermetallen und anderen Umweltschadstoffen sein.

Einen ausreichend hohen Anteil an EPA und DHA haben zum Beispiel natürliche Öle aus nachhaltigem Wildfang oder Algenöle, die pro Esslöffel (ungefähr 8 ml) beziehungsweise Teelöffel (ungefähr 5 ml) bis zu 2000 mg EPA und DHA liefern. Diese

Tipp Die flüssige Darreichungsform als Fischöl oder Algenöl erlaubt es, die Omega-3-Fettsäuren einfach im Alltag in der Küche zu verwenden (zum Beispiel im Joghurt, Müsli, Smoothie oder Salatdressing)!

Öle sind gut verträglich, das heißt, sie verursachen kein unangenehmes Aufstoßen. Im Gegenteil: Der Zusatz von wenigen Tropfen eines biologischen Zitronenöls sorgt für einen sehr angenehmen frischen Geschmack. Die Kombination mit Antioxidantien wie Flavonoiden oder Vitamin E (zum Beispiel 200 IE pro Tag) unterstützt die Wirksamkeit der Omega-3-Fettsäuren und schützt die Fettsäuren vor der Lipidperoxidation – das heißt vor Oxidation und Ranzigwerden.

Wie viel Omega-3 brauche ich täglich?

Unter präventiven Aspekten (zum Beispiel in der Schwangerschaft) ist eine Zufuhr von 1500 bis 2000 mg Omega-3 (vor allem EPA und DHA) täglich zur Regulation des gestörten Omega-6/3-Verhältnisses und zum Ausgleich eines diätetischen Mangels an Omega-3 ausreichend. Bei Patienten mit chronisch-entzündlichen oder degenerativen Erkrankungen (zum Beispiel Arthrose, Rheuma oder Arteriosklerose, Depressionen) ist eine tägliche Dosierung von 2000 bis 4000 mg Omega-3 empfehlenswert (etwa: 40 mg EPA/DHA pro Kilogramm Körpergewicht pro Tag). Gleichzeitig sollte darauf geachtet werden, dass über die Ernährung die Zufuhr der entzündungsfördernden Omega-6-Fettsäure Arachidonsäure (ARA) auf täglich weniger als 50 mg begrenzt wird.

Diese Empfehlung stützt sich auf zahlreiche wissenschaftliche Studien und die praktische Arbeit mit Patienten mittels labordiagnostischer Erfassung des Fettsäurestatus (zum Beispiel Omega-3-Index).

Wie kann ich meine Omega-3-Versorgung überprüfen?

⇨ **Der HS-Omega-3-Index:** Ob Sie über Ihre Ernährung ausreichend mit EPA und DHA versorgt sind, lässt sich ganz einfach durch die labordiagnostische Kontrolle des Omega-3-Index überprüfen. Der Omega-3-Index erfasst den prozentualen Anteil von EPA/DHA an der Gesamtfettsäuremenge in der Membran der Erythrozyten. Dieser steht im direkten Zusammenhang mit der alimentären Zufuhr an Omega-3-Fettsäuren. Ein guter Omega-3-Index (über 8 bis 11 Prozent) reduziert im Vergleich zu einem schlechten Wert (zum Beispiel 4 Prozent) deutlich das Risiko für kardiovaskuläre Erkrankungen (zum Beispiel Herzinfarkt, plötzlicher Herztod). Auch die gesunde Hirnentwicklung, Sehfunktion und kognitive Leistungsfähigkeit sind von einer guten Versorgung mit DHA und EPA abhängig, was sich in einem Omega-3-Index zwischen 8 und 11 Prozent widerspiegelt.

- ⇨ **Der ARA/EPA-Quotient:** Dieser Quotient sollte bei unter 4 liegen und wird in der Ernährungsmedizin als labormedizinischer Indikator für die Entzündungsbereitschaft gemessen. Hohe Werte sind auf ein Überwiegen von Arachidonsäure (ARA) beziehungsweise auf einen Mangel an EPA (oder beides) zurückzuführen und weisen auf eine entzündungsfördernde Situation im Hinblick auf diese Fettsäuremetaboliten hin. Untersuchungen von Herrn Prof. Olaf Adam (LMU München) an Patienten mit rheumatoider Arthritis haben gezeigt, dass diejenigen mit einem ARA/EPA-Quotienten unter 4 einen deutlich besseren klinischen Verlauf aufweisen als solche mit einem Quotienten von über 4.
- ⇨ **HS-Omega-3-Index und Vorhofflimmern:** Verschiedene kardiovaskuläre Studien konnten ein vermehrtes Auftreten von Vorhofflimmern unter der Einnahme von EPA/DHA-Ethylestern erkennen. Dabei ist die Beziehung zwischen dem HS-Omega 3-Index und dem Auftreten von Vorhofflimmern laut dem Kardiologen Prof. Clemens von Schacky U-förmig: minimales Risiko bei einem HS-Omega 3-Index im Zielbereich von 8-11 %. Ein HS-Omega 3-Index außerhalb des Zielbereichs ist ein Risikofaktor für Vorhofflimmern. Deshalb ist der Einsatz von Omega-3-Fettsäuren ist effektiver, wenn man den HS-Omega-3-Index kontrolliert in regelmäßigen Abständen prüft.

Anwendungsgebiete für Omega-3-Fettsäuren (EPA/DHA)

Schwangerschaft/Stillzeit

Wirkung: EPA/DHA unterstützen die Fruchtbarkeit, einen störungsfreien Schwangerschaftsverlauf, eine komplikationsarme Geburt, fördern die kognitive und motorische Entwicklung sowie die Sehfähigkeit des Kindes; Risikosenkung für Schwangerschaftskomplikationen und spätere Atembeschwerden bei Kindern.

Besonderheiten: EPA/DHA sind wie Vitamin D in der gesamten Schwangerschaft und Stillzeit ein Muss. Der HS-Omega-3-Index sollte bei etwa 10 % liegen!

Dosierung: 1500–2000 mg EPA/DHA pro Tag.

Anti-Aging/Langes Leben

Wirkung: EPA/DHA wirken antientzündlich und stabilisieren die Telomere der Leukozyten.

Besonderheit: Ein Omega-3-Index > 8 % senkt die kardiovaskuläre Mortalität drastisch.

Dosierung: 1500–2000 mg EPA/DHA pro Tag.

ADHS und Co.: Dünger fürs Gehirn

Wirkung: EPA/DHA verbessern die Durchblutung kleiner Gefäße und die Sauerstoffversorgung des Gehirns, sie unterstützen die geistige Entwicklung des Kindes und schärfen den Verstand.

Besonderheit: Mangel an EPA/DHA begünstigt neuropsychiatrische Erkrankungen (ADHS, Autismus, Depressionen, Schizophrenie).

Dosierung: 2000–4000 mg EPA/DHA pro Tag, auch bei Kindern. Bei ADHS ist auch die Gabe von Zink und Magnesium sinnvoll.

Augenerkrankungen, Makuladegeneration

Wirkung: EPA/DHA sind Baustoffe der Makula lutea und der Retina.

Besonderheit: EPA/DHA senken das Risiko für Makuladegeneration, helfen bei trockenem Auge und verbessern die Sehfunktion.

Dosierung: 2000–3000 mg EPA/DHA pro Tag zusammen mit Lutein, Zeaxanthin und Astaxanthin.

Bluthochdruck

Wirkung: EPA/DHA verbessern die Endothelfunktion, wirken blutdrucksenkend.

Besonderheit: EPA/DHA senken den systolischen und diastolischen Blutdruck.

Dosierung: 2000–3000 mg EPA/DHA pro Tag zusammen mit Vitamin D und Magnesium.

Diabetes mellitus und Fettstoffwechselstörungen

Wirkung: EPA/DHA wirken antientzündlich, verbessern die Sauerstoffversorgung kleiner Gefäße und senken erhöhte Blutfettwerte (z. B. Triglyceride).

Besonderheit: EPA/DHA verbessern die Stoffwechsellage und die Sauerstoffversorgung.

Dosierung: 2000–4000 mg EPA/DHA pro Tag. Bei kardiovaskulären Erkrankungen ist auch die Kombi mit Vitamin D (z. B. 4000 IE Vitamin D pro Tag) und Coenzym Q10 (z. B. 200 mg Ubiquinol pro Tag) empfehlenswert.

Entzündlich geprägte Autoimmunerkrankungen (z. B. Hashimoto, Morbus Crohn, multiple Sklerose, Rheuma)

Wirkung: EPA/DHA unterstützen eine gesunde Darmflora, fördern die Bildung von Endocannabinoiden und entzündungshemmenden Lipidmediatoren (z. B. Resolvine, Protektine, Maresine).

Besonderheit: Für die optimale antientzündliche Wirksamkeit sollte auf eine arachidonsäurearme Ernährung (≤ 50 mg pro Tag) geachtet werden.

Dosierung: 3000–6000 mg EPA/DHA pro Tag. Begleitend ist die Einnahme von Vitamin D und Antioxidantien wie Vitamin E, Coenzym Q10, Selen und Zink empfehlenswert.

Kardiovaskuläre Erkrankungen

Wirkung: EPA/DHA senken erhöhte Blutfette, stabilisieren arteriosklerotische Plaques, verbessern die Endothelfunktion und wirken blutdrucksenkend.

Besonderheit: EPA/DHA senken erhöhte Homocysteinspiegel sowie die Gesamtsterblichkeit um 21 % und die kardiovaskuläre Mortalität um 30 %. Der plötzliche Herztod wird um 45 % gesenkt.

Dosierung: 2000–4000 mg EPA/DHA pro Tag.

Leistungssport

Wirkung: EPA/DHA verbessern die neuromuskuläre und physische Funktion sowie die kardiopulmonale und kognitive Leistungsfähigkeit, unterstützen die Regeneration und wirken dem Abbau von Muskulatur und Gehirnmasse entgegen.

Besonderheit: EPA/DHA reduzieren das Risiko für Sportverletzungen.

Dosierung: 2000–3000 mg EPA/DHA pro Tag.

Krebs

Wirkung: EPA/DHA senken das Krebsrisiko (z. B. Brust-, Darmkrebs), reduzieren das Risiko der Metastasierung, erhöhen die Ansprechrate und verringern Nebenwirkungen der Krebstherapie, wirken körperlicher Auszehrung entgegen und verbessern die Lebensqualität der Betroffenen.

Besonderheiten: Kontrolle des Omega-3-Index bei einer Krebsdiagnose!

Dosierung: 2000–4000 mg EPA/DHA pro Tag, auch intravenös.

Migräne

Wirkung: EPA/DHA wirken schmerzlindernd, antientzündlich und senken die Anfallsrate von Migräneattacken.

Besonderheit: EPA/DHA können die Anzahl und Schwere der Migräneattacken um bis zu 80 % verringern. Auch der Bedarf an verschreibungspflichtigen Migränemitteln wird reduziert.

Dosierung: 3000–4000 mg EPA/DHA pro Tag zusammen mit Vitamin B_2 und Magnesium.

3. Folsäure

Das B-Vitamin für gesunde Zellen

In Deutschland hat die Unterversorgung mit Folsäure beziehungsweise Folaten (siehe Seite 69f.) alarmierende Ausmaße angenommen. Bis zu 90 Prozent der bundesdeutschen Bevölkerung nimmt laut den Daten der Nationalen Verzehrstudie NVS II aus dem Jahre 2008 trotz eines vielseitigen Ernährungsangebotes immer noch nicht genügend Folsäure auf.

Warum wir Folsäure dringend brauchen

Ein Folsäuremangel während der Schwangerschaft hat erhebliche Konsequenzen für Mutter und Kind. Die Folgen sind dramatisch: eine erhöhte Früh- und Fehlgeburtenrate sowie Entwicklungsstörungen beim ungeborenen Kind (zum Beispiel Lippen- und Gaumenspalten, offener Rücken).

Darüber hinaus ist Folsäuremangel – neben einem Mangel an Vitamin B_{12} – die häufigste Ursache für zu hohe Blutspiegel der Aminosäure Homocystein. Homocystein schädigt die Innenauskleidung unserer Gefäße und macht sie anfälliger für Ablagerungen. Auch Nervenzellen und die Knochenentwicklung werden gestört. Wussten Sie, dass hohe Homocysteinspiegel im Blut (> 9 µmol/l) dramatisch das Risiko für kardio- und zerebrovaskuläre Krankheiten wie Herzinfarkt, Schlaganfall und Alzheimerdemenz steigern? Es ist zudem seit Langem bekannt, dass Folsäuremangel zu Depressionen, Reizbarkeit und Konzentrationsschwäche führen kann. Folsäure ist zusammen mit den Vitaminen B_1, B_6 und B_{12} an der Produktion der Nervenbotenstoffe Dopamin, Noradrenalin und Serotonin beteiligt. Serotonin ist für die mentale Ausgeglichenheit und innere Ruhe wichtig. Ein Mangel an Folsäure führt zu einer Abnahme des Serotoninspiegels im Zentralnervensystem und trägt damit zur Entwicklung von depressiven Verstimmungen bei. Über 25 Prozent der depressiven Menschen leiden an einem Folsäure- und/oder Vitamin-B_{12}-Mangel. Vor allem bei alten Menschen, speziell allein lebenden Männern, die wenig frische Lebensmittel verzehren (wie Obst und grünes Gemüse), entwickeln sich häufig Altersdepressionen aufgrund von zu wenig Folsäure. Auch bei Rheuma, Diabetes mellitus, Anämie (Megaloblastenanämie), Entzündungen der Mundschleimhaut und chronisch-entzündlichen Darmerkrankungen wie Morbus Crohn spielt Folsäuremangel eine Rolle.

Folsäure ist an vielen Körperfunktionen beteiligt

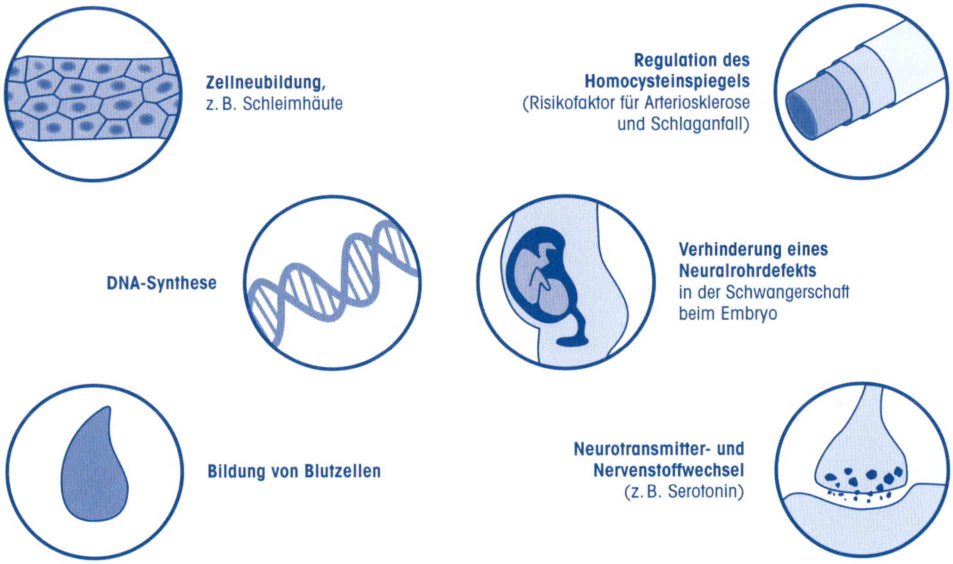

Risikogruppen mit erhöhtem Bedarf

- Ein Mangel an Folsäure in der Frühschwangerschaft ist die häufigste Ursache für angeborene Fehlbildungen des Neuralrohrs.
- In Deutschland sind nach aktuellen Untersuchungen bis zu 40 Prozent der älteren Menschen mangelhaft mit Vitamin B_{12} versorgt. Ältere Menschen (> 65 Jahre) unterliegen aus unterschiedlichen Gründen einem erhöhten Risiko für Vitamin- und Mineralstoffmängel (zum Beispiel Folsäure, Vitamin B_{12}). Neben altersbedingten Veränderungen der Organe und chronischen Erkrankungen (zum Beispiel Gastritis) trägt hierzu wesentlich die Einnahme von Medikamenten wie PPI (Protonenpumpenhemmer) und Metformin bei (siehe Seite 60).
- Patienten mit Magen-Darm-Erkrankungen (zum Beispiel Infektion mit Helicobacter pylori, Morbus Crohn) und mit Diabetes mellitus.
- Patienten mit Autoimmunerkrankungen (zum Beispiel Hashimoto-Thyreoiditis, multiple Sklerose).

Medikamente und Folsäure

Einige Medikamente können den Folsäurespiegel negativ beeinflussen, zum Beispiel die Antibabypille, Diuretika, ACE-Hemmer, Metformin oder Protonenpumpenhemmer (PPI, etwa Omeprazol). Antirheumatisch wirkende Medikamente wie das Basistherapeutikum Methotrexat (MTX) stören den Folsäurestoffwechsel und können die Homocysteinwerte erhöhen. Daher sollte immer auf eine ausreichende Folsäureversorgung geachtet werden!

Folsäure und Folate: Unterschied und täglicher Bedarf

Grundsätzlich sind zu unterscheiden:

- die in Lebensmitteln natürlich vorkommenden Folate und
- die synthetisch hergestellte, in Arzneimitteln und Nahrungsergänzungsmitteln eingesetzte Folsäure.

Wichtige Aufgaben und Funktionen der Folsäure/Folate

- **Eiweißaufbau:** Stoffwechsel der Aminosäuren, Synthese der DNA (Erbsubstanz)
- **Zellwachstum und -teilung:** Blutzellen, Regeneration und Erneuerung von Schleimhautzellen (zum Beispiel im Mund, im Magen-Darm-Trakt und in der Lunge)
- **Produktion der roten Blutkörperchen:** Wichtig für den Transport von Sauerstoff in verschiedene Körpergewebe
- **Schwangerschaft:** Gesunde Entwicklung des Fötus, vor allem seines Zentralnervensystems
- **Homocystein:** Wichtigstes B-Vitamin zusammen mit Vitamin B_{12} zur Entgiftung der gefäß- und nerventoxischen Aminosäure Homocystein (Risikofaktor für Herzinfarkt, Schlaganfall, Osteoporose und Morbus Alzheimer)
- **Nervenbotenstoffe:** Produktion von Nervenbotenstoffen wie Serotonin und Dopamin

Folat ist der Oberbegriff für ein wasserlösliches und hitzeempfindliches Vitamin aus der Gruppe der B-Vitamine, für dessen Vitaminwirkung zahlreiche Folatverbindungen verantwortlich sind. 1941 konnten Folate erstmals aus Spinatblättern isoliert werden. Man nannte sie nach lateinisch *folium,* Blatt. Die gewonnene Säure stimuliert das Wachstum von Lactobacillus casei und Streptococcus faecium. Diese Bakterien können zum Schutz und Wiederaufbau der Darmflora beitragen.
Der menschliche Körper braucht Folat vor allem, damit Zellen sich bilden und wachsen können (zum Beispiel rote Blutkörperchen und Schleimhautzellen).

Maßstab der Wirksamkeit: Das Folat-Äquivalent (FÄ)

Die natürlicherweise in Lebensmitteln vorkommenden Folate und die synthetische Vitaminform der Pteroylmonoglutaminsäure (PGA, Folsäure) sind unterschiedlich bioaktiv, also für den Körper unterschiedlich nutzbar. Um diese Bioverfügbarkeit zu vergleichen, wird das sogenannte Folat-Äquivalent (FÄ) herangezogen.
In den US-amerikanischen Dietary Reference Intakes (DRI) unterscheidet man zusätzlich, ob die Folsäure auf nüchternen Magen oder zusammen mit der Nahrung zugeführt wird.

⇨ Umrechnungsfaktor: 1 µg FÄ = 1 µg Nahrungsfolat = 0,5 µg synthetische Folsäure (Zufuhr auf nüchternen Magen) = 0,6 µg synthetische Folsäure (Zufuhr im Rahmen einer Mahlzeit).

Die synthetische Folsäure ist – im Nüchternzustand verzehrt – nahezu vollständig bioverfügbar (≥ 90 Prozent). Im Gegensatz dazu wird für Nahrungsfolat eine mittlere Verfügbarkeit von ungefähr 50 Prozent geschätzt. Denn in einer gemischten Kost liegen nur etwa 25 Prozent der Folate in freier Form, das heißt als Monoglutamate, vor, der größte Teil der Folsäure ist als Polyglutamat enthalten.
Während Monoglutamate praktisch vollständig absorbiert werden, ist die Bioverfügbarkeit der Polyglutamate eingeschränkt, da sie vor der Absorption in die entsprechenden Monoglutamate gespalten werden müssen. Die Spaltung mittels Hydrolyse erfolgt durch ein im Darm vorkommendes zinkabhängiges Enzym namens Gamma-Glutamat-Carboxypeptidase II, das ein pH-Optimum von 6,6 bis 7,0 aufweist. Arzneimittel wie Phenytoin oder Sulfasalazin können das Enzym hemmen. Eine Aktivitätsbeeinträchtigung des Enzyms ist auch durch Protonenpumpenhemmer und H_2-Antagonisten wahrscheinlich.

Der Folatgehalt verschiedener Lebensmittel

Nahrungsmittel	Folatgehalt (µg FÄ/100 g)
Weizenkeime	500
Hühnerleber	390
Feldsalat	140
Rosenkohl	100
Spinat	80
Schweineleber	80
Hühnerei	70

Lebensmittel, die Folate liefern

Reich an Folaten sind frischer, knackiger Salat, Spinat, Weizenkeime und Leber. Folate sind zwar in vielen pflanzlichen und tierischen Nahrungsmitteln enthalten, das Vitamin ist aber äußerst wärme-, licht- und sauerstoffempfindlich. Grünes Gemüse und Salat sollten deshalb immer möglichst roh (Rohkost) und erntefrisch sein und immer knackig zubereitet werden. Wird Salat mit Essig angemacht, verringert sich bereits sein Folatgehalt. Beim Kochen und durch falsche Lagerung können bis zu 100 Prozent des kostbaren Vitamins im Gemüse verloren gehen. Hinzu kommt, dass unser Körper Folate nur in geringen Mengen (ungefähr 12 bis 15 mg) speichern kann.

Eine folatarme Ernährung kann daher innerhalb weniger Wochen schon die ersten Mangelsymptome hervorrufen wie zum Beispiel Zungenbrennen, Blässe, Atembeschwerden, Durchfall oder Appetitlosigkeit und Gewichtsverlust.

Empfohlene Folatzufuhr

Die Deutsche Gesellschaft für Ernährung e. V. (DGE) hat im Sommer 2013 die Referenzwerte für die Zufuhr von Folat aktualisiert. Die neue Bewertung der wissenschaftlichen Literatur ergibt folgende Empfehlungen:

- ⇨ Jugendliche und Erwachsene: 300 µg Folat pro Tag,
- ⇨ Schwangere und Stillende: 550 µg beziehungsweise 450 µg Folat pro Tag wegen des erhöhten Bedarfs.

Junge Frauen, die die Antibabypille einnehmen, sollten Folsäure und Vitamin B_{12} einnehmen (zum Beispiel 200 µg Folsäure + 400 µg Metafolin + 50 µg Vitamin B_{12} pro Tag), um Störungen im Folsäurehaushalt vorzubeugen. Nach Empfehlungen der WHO 2015 sowie aktuellen klinischen Studien sollte man 800 µg Folsäure pro Tag supplementieren, um präventiv wirksame Folsäurespiegel in den Erythrozyten (≥ 906 nmol/l) zu erreichen und Neuralrohrdefekte effektiv zu vermeiden.

Maßstab für Folsäureversorgung: der Homocysteinspiegel

Der Folsäuregehalt in den Erythrozyten ist ein valider Laborparameter zur Kontrolle der Folsäureversorgung (Referenz: > 570 nmol/l). Aber auch ein erhöhter Homocysteinspiegel im Blut (Referenz: < 10 µmol/l) weist auf einen Mangel an Folsäure und/oder Vitamin B_{12} hin. Folsäure ist in der Regel aber der limitierende Faktor für die Entgiftung des toxischen Stoffwechselproduktes. Der Homocysteinspiegel ist also nicht spezifisch für Folsäure, sondern kann auch durch einen Mangel an Vitamin B_{12} verursacht sein. Ältere Menschen sollten einmal im Jahr ihren Homocysteinspiegel kontrollieren lassen.

Folsäure präventiv einnehmen

Grundsätzlich ist die Folsäureeinnahme für jeden eine gute Vorbeugemaßnahme, der aufgrund einer gemüsearmen Ernährung, regelmäßigen Alkoholkonsums, der Einnahme von Medikamenten oder chronischer Erkrankungen relativ schnell in eine Mangelsituation rutschen kann.

Vor allem älteren Menschen sei die regelmäßige Einnahme von Folsäure (beispielsweise 0,4 mg Metafolin pro Tag) und Vitamin B_{12} (etwa 500 µg Methylcobalamin pro Tag) wegen der häufigen Verwertungsstörungen (wie altersbedingten Resorptionsstörungen) als Prävention empfohlen.

Folsäure sorgfältig dosieren

Folsäurepräparate können eine Vitamin-B_{12}-abhängige Blutarmut (perniziöse Anämie) verdecken, die unbehandelt zu schweren Nervenschäden und Demenz führt. Vor allem eine hoch dosierte Aufnahme von mehr als 5 mg Folsäure pro Tag kann dies nachweislich begünstigen. Die Europäische Behörde für Lebensmittelsicherheit (EFSA) empfiehlt daher (unter Einbeziehung eines Unsicherheitsfaktors von 5) ein Tolerable Upper Intake Level (UL), also eine Höchstdosis von 1 mg Folsäure pro Tag. Sicherheitshalber sollten Sie Folsäure immer zusammen mit Vitamin B_{12} einnehmen! Folsäure kann die Wirksamkeit von Antiepileptika wie Phenytoin senken und Anfälle hervorrufen. Auch Epileptiker sollten deshalb nicht mehr als 1 mg Folsäure pro Tag einnehmen und die Folsäureergänzung mit ihrem Arzt besprechen.

Anwendungsgebiete für Folsäure

Schwangerschaft/Stillzeit

Wirkung: Folsäure ist essenziell für alle Zellteilungs- und Wachstumsprozesse (→ Embryonalentwicklung), Folsäuremangel ist die häufigste Ursache für Fehlbildungen des Embryos (z. B. Fehlbildungen des Neuralrohrs wie ein offener Rücken oder eine Anenzephalie, eine Entwicklungsstörung des Gehirns; Lippen-, Kiefer-, Gaumenspalten, Harnwegsfehlbildungen, Herzfehler).

Besonderheit: Die Einnahme von Folsäure spätestens vier Wochen vor Beginn der Schwangerschaft, am besten bereits zur Einnahme der Antibabypille (z. B. 200 µg Folsäure + 400 µg Metafolin + 50 µg Vitamin B_{12} pro Tag), kann das Risiko für Neuralrohrdefekte um bis zu 70 % reduzieren (laut WHO 2015: Erythrozytenfolat ≥ 906 nmol/l).

Dosierungsempfehlung: Zum Erzielen präventiver Folsäurespiegel in den Erythrozyten sollten 800 µg Folsäure pro Tag spätestens vier Wochen vor Schwangerschaftsbeginn eingenommen werden.

Demenz

Wirkung: Folsäure und Vitamin B_{12} sind essenziell für die reibungslose Funktion unseres Nervensystems. Eine Unterversorgung begünstigt Gedächtnisschwäche, Hirnatrophie sowie depressive Verstimmungen.

Besonderheit: Als Zeichen eines leichten Folsäure- oder Vitamin-B_{12}-Mangels kann der Homocysteinspiegel ansteigen. Homocystein (> 10 µmol/l) ist ein Risikofaktor für Demenz, Schlaganfall und Osteoporose.

Dosierung: Die Supplementierung von Folsäure (0,4–1 mg pro Tag, oral, z. B. als Metafolin) und Vitamin B_{12} (100–500 µg pro Tag, oral, z. B. als Methylcobalamin) senkt das Risiko für Hirnatrophie und Demenz.

Depressionen

Wirkung: Folsäure ist zusammen mit den Vitaminen B_{12}, B_6 und B_1 an der Produktion der Nervenbotenstoffe Dopamin, Noradrenalin und Serotonin beteiligt. Besonderheit: Folsäuremangel senkt den Serotoninspiegel und kann Depressionen, Reizbarkeit und Konzentrationsschwäche auslösen. Folsäure verbessert die Wirkung von Antidepressiva.

Dosierung: Supplementierung von Folsäure (0,2–0,4 mg pro Tag, oral, z. B. als Metafolin) und Vitamin B_{12} (200–1000 µg pro Tag, oral, z. B. als Methylcobalamin).

Diabetes mellitus

Wirkung: Folsäure reduziert das Risiko für diabetische Folgeerkrankungen (z. B. Retinopathien).

Besonderheit: Folsäure senkt zusammen mit Vitamin-B_{12} den Risikofaktor Homocystein für Gefäßkomplikationen. Sie ist wichtig bei der Einnahme von Metformin.

Dosierung: Supplementierung von Folsäure (0,4–1 mg pro Tag, oral) und Vitamin B_{12} (500–1000 µg pro Tag, oral).

Entzündliche Darmerkrankungen

Wirkung: Folsäure unterstützt eine gesunde Darmflora.

Besonderheit: Patienten mit Morbus Crohn können Folsäure schlecht aufnehmen.

Dosierung: Supplementierung von Folsäure (0,4–1 mg pro Tag, oral, z. B. als Metafolin) und Vitamin B_{12} (500–2000 µg pro Tag, oral, z. B. als Methylcobalamin).

Rheuma

Wirkung: Rheumatiker sollten neben einer optimalen Versorgung mit Vitamin E, Selen und Omega-3-Fettsäuren auch auf den Folsäurehaushalt achten.

Besonderheit: Antirheumatisch wirkende Medikamente wie Methotrexat (MTX) stören den Folsäurestoffwechsel und können die Homocysteinwerte erhöhen.

Dosierung: Supplementierung von Folsäure (1 mg pro Tag, oral) und Vitamin B_{12} (200–500 µg pro Tag, oral).

Schlaganfall

Wirkung: Folsäuremangel und/oder erhöhte Homocysteinspiegel sind Risikofaktoren für Schlaganfall und andere kardiovaskuläre Komplikationen. Folsäure senkt zusammen mit Vitamin B_{12} den kardiovaskulären Risikofaktor Homocystein.

Besonderheit: Supplementierung von Folsäure senkt signifikant das Risiko für Schlaganfall, Herzinfarkt und den kardiovaskulären Tod (um 20 bis 25 %).

Dosierung: Supplementierung von Folsäure (0,4–1 mg pro Tag, oral) und Vitamin B_{12} (500–1000 µg pro Tag, oral).

Weitere Anwendungsgebiete

Folsäure und Vitamin B_{12} sind unter anderem auch empfehlenswert bei Bluthochdruck, Blutwäsche (Hämodialyse), Blutarmut (Megaloblastenanämie), Entzündungen der Mundschleimhaut, Helicobacter-pylori-Infektionen, Leistungssport, Makuladegeneration, einer Medikation mit Metformin und Säureblockern sowie bei nitrosativem Stress.

4. Magnesium

Mineral mit erstaunlicher Heilkraft

Ob es um Allergien, Alzheimer, Bluthochdruck, Burn-out, Diabetes, Herzerkrankung, Hyperaktivität, Kopfschmerzen, Migräne, Muskelschwäche, Schwangerschaft, Schwindel oder Sport geht – in beinahe allen Fachgebieten der Medizin ist das Interesse an Magnesium in den letzten Jahren so stark gestiegen wie an keinem anderen Mineralstoff. Eine Erklärung dafür sind die zahlreichen überzeugenden Ergebnisse aktueller Studien: Magnesium übernimmt im Körper sehr viele wichtige Funktionen und ist bei einer Vielzahl von Beschwerden und Erkrankungen hilfreich. Die Supplementierung von Magnesium kann die Therapie optimieren und die individuelle Lebensqualität deutlich verbessern.

Katalysator und Schutz für die Zellen

Magnesium ist der Manager des mitochondrialen Energiestoffwechsels und als Schrittmacher von über 600 Enzymen an etwa 80 Prozent aller bekannten Stoffwechselprozesse beteiligt. Die Energieproduktion in Form von ATP (Adenosintriphosphat) in unseren Zellkraftwerken, den Mitochondrien, kommt erst durch Magnesium auf Hochtouren. Es beugt zudem einer zu schnellen Erschöpfung der zellulären Energiedepots und Elektrolytreserven an Kalium vor. Neben Kalium unterstützt Magnesium den Stoffwechsel von B-Vitaminen, Vitamin D und Kalzium.

50 bis 60 Prozent des Magnesiumbestandes eines gesunden Erwachsenen sind in den Knochen gespeichert. Ein gesunder Knochenstoffwechsel ist deshalb nicht nur von Kalzium und Vitamin D, sondern auch von Magnesium abhängig.

Auch der Säure-Basen-Haushalt wird insbesondere durch Magnesium im Zusammenspiel mit Kalium in einem gesunden Gleichgewicht gehalten.

Die geistige und körperliche Leistungsfähigkeit wird durch Magnesium gesteigert, die sportliche Aktivität verbessert. Das Mineral stabilisiert die Nerven- und Muskelfunktion, macht uns widerstandsfähiger gegen Stress und wirkt beruhigend und regulierend auf das gesamte Herz-Kreislauf-System. Unter den Mikronährstoffen ist Magnesium der Herzschrittmacher, da es dem Herzen Kraft und Rhythmus gibt. Nicht umsonst ist Magnesium ein hervorragendes Mittel bei kardiovaskulären Krankheiten wie Bluthochdruck und Herzrhythmusstörungen.

Magnesium harmonisiert den Nervenbotenstoffwechsel und fördert die Verfügbarkeit von Serotonin, dem »Glückshormon«. Die Supplementierung von Magnesium kann daher die Therapie mit Antidepressiva unterstützen und verbessern.
Magnesium spielt eine bedeutende Rolle für die Hirngesundheit, den Energiestoffwechsel der Nervenzellen und die kognitiven Funktionen. Daher wird ein Magnesiummangel auch mit kognitiven Störungen und neurodegenerativen Erkrankungen wie Morbus Alzheimer und Morbus Parkinson in Verbindung gebracht. Eine gute Versorgung mit Magnesium und Vitamin D scheint laut verschiedenen Studien eine vorbeugende Wirkung auf die Entstehung von Alzheimerdemenz zu haben.

So wirkt sich ein Magnesiummangel aus

Ein leichter Magnesiummangel führt bereits zur Abnahme von Enzymaktivitäten mit Schrittmacheraufgaben im zellulären Energiestoffwechsel. Dementsprechend

Magnesium: Aufgaben und Funktionen im Überblick

- ⇨ **Energiestoffwechsel:** zelluläre Energieproduktion aus der Verbrennung von Glukose, Fetten und Eiweißen in den Mitochondrien
- ⇨ **Zellen:** Aktivierung von Zellen und Stabilisierung der Zellmembranen
- ⇨ **Herz-Kreislauf-System:** Stabilisierung der Herzkraft und des Herzrhythmus, Gegenspieler von Kalzium (= Kalziumantagonist), Regulation des zellulären Kaliumhaushalts, Stressabschirmung des Herzmuskels, Senkung erhöhter Blutdruckwerte, Verbesserung der Sauerstoffversorgung der Gefäße
- ⇨ **Nervensystem:** Regulierung des Informationsaustausches und der Reizübertragung in Nervenzellen, Produktion von Nervenbotenstoffen (zum Beispiel Serotonin)
- ⇨ **Muskulatur:** Steuerung der Muskelkontraktion, Belastbarkeit und Regeneration der Muskelzellen
- ⇨ **Hormone:** Speicherung und Freisetzung von Hormonen (zum Beispiel Insulin)
- ⇨ **Stoffwechsel:** Regulierung des Zucker- und Fettstoffwechsels
- ⇨ **Knochen:** Baustoff des Knochengerüsts, Aktivierung von Vitamin D und B-Vitaminen, Regulierung des Kalziumhaushaltes

können teils stärker, teils schwächer ausgeprägte Beschwerden auftreten, die nicht immer sofort auf einen Magnesiummangel hinweisen. Nicht zuletzt deshalb wird oftmals erst spät daran gedacht.
Ein Magnesiummangel kann sich an fast allen Ecken und Enden im Körper bemerkbar machen:

- ⇨ **Herz und Kreislauf:** hoher Blutdruck, Herzrhythmusstörungen, EKG-Veränderungen, Herzrasen, Herzmuskelschwäche
- ⇨ **Nerven und Psyche:** Abgeschlagenheit, Erschöpfung, Stressanfälligkeit, Kopfschmerzen (auch migräneartig), Konzentrationsschwäche, Angstattacken, innere Unruhe, Hyperaktivität, Schwindel, Gangunsicherheit, depressive Verstimmungen, Schlafstörungen
- ⇨ **Muskulatur und Nerven:** Waden-, Zehen- oder Fußkrämpfe, Muskelzuckungen an Augen und Mundwinkeln; Übererregbarkeit von Muskeln und Nerven: Tetanie, Restless-legs-Syndrom
- ⇨ **Mikronährstoffe:** Störungen im Haushalt von Vitamin D und B-Vitaminen, Vitamin-D-Mangel und seine Folgen (siehe »Vitamin D« ab Seite 35)
- ⇨ **Fettstoffwechsel:** erhöhte Blutfette, Anstieg der Triglyceride
- ⇨ **Zuckerstoffwechsel:** Insulinresistenz, erhöhtes Risiko für Typ-2-Diabetes
- ⇨ **Magen und Darm:** krampfartige Magen-Darm-Beschwerden, Verstopfung
- ⇨ **Nieren und Harnwege:** Nieren- und Harnblasensteine
- ⇨ **Bei Frauen:** Regelschmerzen, vorzeitige Wehen in der Schwangerschaft, erhöhtes Risiko für Schwangerschaftsbluthochdruck
- ⇨ **Bei Kindern:** Schlafstörungen, Übererregbarkeit, rasche Ermüdbarkeit, Muskelkrämpfe, Kopfschmerzen

Risikofaktoren für Magnesiummangel

Nahezu 80 Prozent des zugeführten Magnesiums gehen mit dem Stuhlgang verloren, daher können Darmprobleme dazu beitragen, die Magnesiumresorption weiter zu reduzieren. Alkoholkonsum führt zu Magnesiumverlusten über die Nieren. Darüber hinaus kann eine Vielzahl weiterer Faktoren einen Magnesiummangel begünstigen.
Allgemeine Faktoren: Stress, Schwangerschaft, Stillzeit, Sport (vor allem Ausdauersport), schwere körperliche Belastung, Wachstum, Alter.
Medikamente: a) Erhöhter Magnesiumverlust: Harntreibende Medikamente (Diuretika), Chemotherapie (Zytostatika wie Cisplatin), Kortikoide.

b) Störung der Resorption und Verwertung: Abführmittel, Antibabypille, Antidiabetika (z. B. Insulin, Sulfonylharnstoffe über den Magnesium-Transporter SLC41A1), Säureblocker (z. B. PPI wie Omeprazol und Pantoprazol).

Ernährung/Lebensstil: Alkoholkonsum, Fast Food, magnesiumarme Diäten, Mangel- und Fehlernährung.

Erhöhte Verluste: Diabetes mellitus Typ 1 und 2 (über 60 Prozent der Diabetiker haben einen Magnesiummangel), Durchfall, Erbrechen, Nierenerkrankungen, starkes Schwitzen, angeborene Magnesiumverlusterkrankungen.

Stoffwechsel: Schilddrüsenüberfunktion, Nebennierenerkrankungen, Fettstoffwechselstörungen, Diabetes, Arteriosklerose.

Verringerte Magnesiumaufnahme: Durchfall, chronisch-entzündliche Darmerkrankungen (zum Beispiel Morbus Crohn), HIV-Infektion, Krebs, Leaky-Gut-Syndrom, Leber- und Bauchspeicheldrüsenerkrankungen, genetisch bedingte Störungen der Magnesiumtransporter TRPM6 und TRPM7.

Magnesium und Vitamin D

Ein Magnesiummangel kann zu einem Vitamin-D-Mangel (siehe Seite 35) führen und umgekehrt. Magnesium und Vitamin D unterstützen sich nämlich gegenseitig im Stoffwechsel an vielen Stellen:

- Magnesium ist wichtig für die enzymatische Aktivierung des Sonnenvitamins D zum Sonnenhormon 1,25$(OH)_2$D (siehe Seite 37) und seine Wirkung über Vitamin-D-Rezeptoren. Ein Mangel an Magnesium ist mit einer Hypovitaminose D verbunden, also mit Beschwerden aufgrund eines Vitamin-D-Mangels.
- Magnesium ist wichtig für die Bildung des Vitamin-D-bindenden Proteins (VDBP), das Vitamin D und seine stoffwechselaktiven Formen wie 25(OH)D und 1,25$(OH)_2$D im Blut transportiert und im Gewebe verteilt.
- Parathormon (ein Nebenschilddrüsenhormon) und 1,25$(OH)_2$D fördern im Magen-Darm-Trakt nicht nur die Aufnahme von Kalzium, sondern auch die Aufnahme von Magnesium aus dem Speisebrei. Ein Magnesiummangel kann andererseits die Ansprechrate des Gewebes auf beide Hormone beeinträchtigen. Bekanntestes Beispiel ist die sogenannte magnesiumabhängige Vitamin-D-resistente Rachitis, die nur auf eine Magnesiumtherapie anspricht.
- Infusionen mit Magnesium beispielsweise wirken sich positiv auf den 25(OH)D-Status und Parathormon-Status aus.

Empfohlene Zufuhr von Magnesium

Alter			Magnesium (mg/Tag)
Säuglinge, Kinder	0–4	Monate	24
	4–12	Monate	60
	1–4	Jahre	80
	4–7	Jahre	120
	7–10	Jahre	170
	10–13	Jahre	240
	13–15	Jahre	310
Jugendliche, Erwachsene			350–400
Schwangere/Stillende			310/390

Wie viel Magnesium braucht der Mensch?

Wie in der oben stehenden Tabelle dargestellt, gibt die Deutsche Gesellschaft für Ernährung (DGE) Zufuhrempfehlungen für gesunde Menschen mit ausgewogener Ernährung, die einen Magnesiummangel vermeiden wollen. Die dort aufgeführten Werte von etwa 300 bis 400 Milligramm Magnesium pro Tag sind nur Durchschnittswerte, die im Einzelfall wesentlich höher liegen können, zum Beispiel bei Stress, Bluthochdruck oder Diabetes mellitus. Bei manchen Menschen kann der Magnesiumbedarf sogar auf 1000 bis 2000 mg pro Tag ansteigen. Das betrifft vor allem Personen mit genetisch bedingten Störungen der Magnesiumtransporter TRPM6 und TRPM7.

Gehalt in Lebensmitteln

Von 1914 bis 2018 haben Lebensmittel wie Kohl, grüner Salat, Tomaten und Spinat etwa 90 Prozent ihres Gehaltes an Magnesium, Kalzium und Eisen verloren. Nüsse und Samen, vor allem Sonnenblumenkerne und Leinsamen, sind die Lebensmittel mit dem höchsten Gehalt an Magnesium. Eine einfache und gute Quelle ist auch ein magnesiumreiches Mineralwasser mit mindestens 100 mg Magnesium pro Liter (zum Beispiel Gerolsteiner medium) – davon profitieren auch Sportler.

Magnesiumgehalt in Lebensmitteln (Auswahl)

Lebensmittel	Magnesiumgehalt pro 100 g
Sonnenblumenkerne	420 mg
Leinsamen	350 mg
Weizenkeime	250 mg
Haferflocken	140 mg
Reis	60 mg
Banane	45 mg

In der Regel ist es aber für einen Erwachsenen schwierig, seinen Bedarf von 350 bis 400 mg täglich zu decken, da wir im Allgemeinen zu wenig magnesiumreiche Lebensmittel essen und Magnesium aus Lebensmitteln zudem schlecht für den Körper verfügbar ist. Das hat folgende Ursache: Pflanzliche Lebensmittel (zum Beispiel Vollkornprodukte) enthalten häufig Phytate, die Magnesium binden, sodass es vom Körper nicht mehr aufgenommen und verwertet werden kann. Zudem kann eine magnesiumreiche Kost sehr fetthaltig sein, und fettarme Lebensmittel wie Salate und Gemüse sind meist auch magnesiumarm.

Magnesium richtig einnehmen

Magnesiumsupplemente sind in verschiedenen Darreichungsformen erhältlich, zum Beispiel als Brausetabletten, Kapseln oder Pulver zur Direkteinnahme. Die Tagesdosierung sollte ausreichend hoch (zum Beispiel 4 bis 6 mg Magnesium pro Kilogramm Körpergewicht pro Tag) sein und über den Tag verteilt in kleineren Portionen (zum Beispiel 4-mal 150 mg) zugeführt werden, da die Resorptionsrate mit zunehmender Magnesium-Einzeldosis abnimmt und Magen-Darm-Störungen begünstigt werden. Brausetabletten sollten daher immer in 500 bis 750 ml Wasser aufgelöst und über den Tag verteilt getrunken werden (zum Beispiel 3 bis 4 Gläser). Magnesiumsupplemente sollten nicht direkt vor dem Sport oder während der Belastung einge-

Wichtig Nehmen Sie Ihre tägliche Extraportion Magnesium (zum Beispiel 300 mg) immer in einer gut bioverfügbaren Form wie Magnesiumcitrat, -aspartat, -gluconat oder -orotat ein.
Magnesiumcitrat wird gut aufgenommen und bindet auch überschüssige Säuren im Körper, da es die Bildung von Hydrogencarbonat fördert.
Die Gesamttagesdosierung sollte in kleineren Portionen über den Tag verteilt werden, um Magen-Darm-Störungen zu vermeiden. Dies gilt ganz besonders bei Diabetes mellitus und Herz-Kreislauf-Erkrankungen.

nommen werden (erhöhtes Risiko für Magen-Darm-Störungen), sondern über den Tag verteilt während der Regenerationsphasen.

Den Magnesiumstatus bestimmen

Da Magnesium vorwiegend intrazellulär vorliegt und der Körper den Blutserumspiegel lange konstant hält, ist ein Mangel im Blutserum nur schwer nachweisbar. Obwohl sich Ihre Blutserumwerte also scheinbar noch im unteren Drittel des Normbereiches befinden, kann auf der Zellebene bereits ein Magnesiummangel mit ausgeprägten Funktionseinbußen vorliegen.
Der Magnesiumspiegel im Blutserum sollte zwischen 0,8 bis 1,2 mmol/l (optimal: ≥ 0,9 mmol/l) liegen. Werte unter 0,8 mmol/l zeigen bereits eine unzureichende Magnesiumversorgung an.
Bewährt hat sich auch die Bestimmung des freien ionisierten und biologisch aktiven Magnesiums. Die Normalwerte liegen hier bei 0,53 bis 0,67 mmol/l.
Bei Leistungssportlern kann zur Diagnose eines Magnesiummangels die renale Magnesiumausscheidung herangezogen werden, vor allem bei normalen Magnesiumserumspiegeln im Blut (0,76 bis 1,15 mmol/l) trotz bestehender klinischer Mangelsymptomatik (Referenz im Urin: 2,5 bis 8,5 mmol Magnesium pro Tag).

Tipp Entgegen der weitverbreiteten Annahme beeinträchtigen sich Kalzium und Magnesium in den üblichen Dosierungen nicht gegenseitig bei der Resorption!

Anwendungsgebiete von Magnesium

Schwangerschaft und Stillzeit

Wirkung: Magnesium ist für die DNA- und RNA-Synthese und -Reproduktion sowie für die Proteinsynthese essenziell. Darüber hinaus ist Magnesium für die Regulierung der Muskelkontraktion, des Blutdrucks und Insulinstoffwechsels, die kardiale Erregbarkeit, den Gefäßtonus, die neuronale Reizleitung und für die neuromuskuläre Übertragung wichtig.

Besonderheiten: Während der Schwangerschaft besteht ein erhöhter Magnesiumbedarf. Magnesium wird bei der Behandlung von Präeklampsie und Eklampsie eingesetzt, hilft bei Wadenkrämpfen, neuromuskulärer Übererregbarkeit und verstärkten Uteruskontraktionen und hat einen positiven Effekt auf die psychische und physische Gesundheit von Föten.

Dosierungsempfehlung: 4–6 mg Magnesium pro Kilogramm Körpergewicht pro Tag (begleitend zu Vitamin D).

ADHS

Wirkung: Magnesium wirkt harmonisierend auf den Nervenbotenstoffwechsel und reguliert den Energiestoffwechsel des Gehirns.

Besonderheit: Magnesium kann die Symptome von ADHS deutlich lindern und die Wirksamkeit der medikamentösen Therapie unterstützen.

Dosierung: Bei Kindern 4–6 mg Magnesium pro Kilogramm Körpergewicht pro Tag.

Bluthochdruck

Wirkung: Magnesium senkt dosisabhängig den Blutdruck und die Kalziumaktivität in der Gefäßwand.

Besonderheit: Die in der Bluthochdrucktherapie eingesetzten Diuretika (z. B. Hydrochlorothiazid) steigern den Verlust an Magnesium. Da Magnesium für die Steuerung des Insulins wichtig ist, verschlechtern Diuretika den Zucker- und den Fettstoffwechsel.

Dosierung: 5–10 mg Magnesium pro Kilogramm Körpergewicht pro Tag (z. B. als Magnesiumorotat und -taurat).

Depressionen

Wirkung: Magnesium harmonisiert den Nervenbotenstoffwechsel und fördert die Verfügbarkeit von Serotonin.

Besonderheit: Die Supplementierung von Magnesium kann die Therapie mit Antidepressiva verbessern.

Dosierung: 5–10 mg Magnesium pro Kilogramm Körpergewicht pro Tag (z. B. als Magnesiumcitrat).

Diabetes mellitus

Wirkung: Magnesium macht unsere Körperzellen empfindlich gegenüber Insulin (»Insulinsensitivität«), die Einstellbarkeit des Blutzuckerspiegels wird verbessert, das Risiko für diabetische Folgeschäden (z. B. Augen-, Nervenschäden) wird gesenkt.

Besonderheit: Durch den erhöhten Verlust über den Urin haben die Hälfte aller Diabetiker einen Mangel an Magnesium.

Dosierung: 6–10 mg Magnesium pro Kilogramm Körpergewicht pro Tag (z. B. als Magnesiumorotat).

Herzrhythmusstörungen

Wirkung: Magnesium reguliert das Elektrolytgleichgewicht und vermeidet Kalziumüberladung, erhöht die Erregungsschwelle der Herzmuskelzelle und reduziert die Belastung mit Stresshormonen (z. B. Adrenalin).

Besonderheit: Magnesium sollte in der Therapie von Herzrhythmusstörungen fest verankert sein!

Dosierung: 6–10 mg Magnesium pro Kilogramm Körpergewicht pro Tag, zum Teil intravenös.

Herzinsuffizienz

Wirkung: Magnesium kann Spasmen der Herzkranzgefäße verhindern, stabilisiert Herzrhythmusstörungen und verbessert die Pumpkraft des Herzmuskels.

Besonderheiten: Bei Herzinsuffizienz (Stadium IV) senkt Magnesiumorotat die Sterblichkeit und verbessert die Herzmuskelleistung.

Dosierung: Magnesium hat sich als Magnesiumorotat (z. B. 6–10 mg Magnesium pro Kilogramm Körpergewicht pro Tag, oral) bewährt. Neben Magnesium ist die Supplementierung von Vitamin D (z. B. 4000 IE pro Tag) und Coenzym Q10 (z. B. 200 mg pro Tag) bei Herzinsuffizienz empfehlenswert.

Migräne

Wirkung: Magnesium wirkt regulierend auf den Gefäßtonus und die mitochondriale Funktion.

Besonderheit: Magnesium verringert Anzahl und Schwere von Migräneattacken um bis zu 50 %. Der Bedarf an verschreibungspflichtigen Migränemitteln wird reduziert.

Dosierung: Magnesium hat sich als Magnesiumcitrat (z. B. 6–10 mg Magnesium pro Kilogramm pro Tag, oral) bewährt. Neben Magnesium ist die Supplementierung von Vitamin B_2 (z. B. 400 mg pro Tag) und Coenzym Q10 (z. B. 200 mg pro Tag) empfehlenswert.

Morbus Alzheimer

Wirkung: Magnesium verbessert den Energiestoffwechsel der Nervenzellen und wirkt Prozessen der Alzheimer-Entstehung entgegen (z. B. Plaquebildung).

Besonderheit: Gute Versorgung mit Magnesium beugt Alzheimer vor.

Dosierung: In der Vorbeugung 4–6 mg Magnesium pro Kilogramm Körpergewicht pro Tag.

Muskelkrämpfe

Wirkung: Magnesium reguliert die Muskelkontraktion und senkt die Krampfanfälligkeit.

Besonderheit: Die meisten Muskelkrämpfe, nächtlichen Wadenkrämpfe und Muskelzuckungen gehen auf einen Magnesiummangel zurück.

Dosierung: 6–10 mg Magnesium pro Kilogramm Körpergewicht pro Tag (auch in Kombination mit Kalium).

Osteoporose

Wirkung: Magnesium stabilisiert die Knochenstruktur, reguliert den Kalzium- und den Vitamin-D-Haushalt.

Besonderheit: Magnesium ist für Knochen so wichtig wie Kalzium.

Dosierung: 6–10 mg Magnesium pro Kilogramm Körpergewicht pro Tag (auch Vitamin D).

Prämenstruelles Syndrom (PMS)

Wirkung: Magnesium reguliert den Hormonhaushalt und verringert Symptome wie emotionale Labilität, Angstgefühle, Kopfschmerzen, Menstruationsbeschwerden oder Reizbarkeit.

Besonderheit: Die Antibabypille kann den Magnesiumhaushalt beeinträchtigen.

Dosierung: 4–6 mg Magnesium pro Kilogramm Körpergewicht pro Tag.

Schlafstörungen

Wirkung: Magnesium senkt den Spiegel der Stresshormone, wirkt beruhigend und erregungshemmend. Die Verfügbarkeit von Serotonin wird verbessert.

Besonderheit: Die regelmäßige Einnahme von Magnesium kann sehr zur Beruhigung und zu einem besseren Schlaf beitragen.

Dosierung: 200 mg Magnesium, 45 bis 60 Minuten vor dem Zubettgehen.

Stress und Nervosität

Wirkung: Magnesium steigert die Stressresistenz, verbessert die physische und psychische Leistungsfähigkeit

Besonderheit: Stress raubt unserem Körper nicht nur Vitamin C, sondern auch Magnesium.

Dosierung: 4–6 mg Magnesium pro Kilogramm Körpergewicht pro Tag mit Vitamin C und einem Vitamin-B-Komplex.

Sport und Leistungssport

Wirkung: Für nahezu alle Stoffwechselprozesse des Breiten- und Leistungssportlers ist Magnesium von zentraler Bedeutung (z. B. Muskelkontraktion, Glukoseverwertung, Blutdruckregulation, Laktat-Clearance, muskuläre Regeneration).

Besonderheit: Im Vergleich zu Nicht-Sportlern haben Leistungssportler einen um 10 bis 20 % höheren Tagesbedarf an Magnesium, da sie das Mineral vermehrt über den Schweiß und Urin verlieren.

Dosierung: a) Leistungssportler: Magnesium (z. B. 6–10 mg Magnesium pro Kilogramm Körpergewicht pro Tag) wirkt Übersäuerung und einer erhöhten Laktatbelastung entgegen, unterstützt den anaerob-alaktaziden Energiestoffwechsel (→ Spaltung der gespeicherten energiereichen Phosphate ATP und Kreatinphosphat); b) Breitensportler: 4–6 mg Magnesium pro Kilogramm Körpergewicht pro Tag, auch magnesiumreiche Mineralwässer sind sinnvoll.

5. Selen

Multitalentiertes Spurenelement

Wussten Sie, dass Deutschland – wie viele Länder in Europa – ein Selenmangelgebiet ist? Über 90 Prozent der Deutschen nehmen nicht einmal die minimale Selenmenge auf, die von der Weltgesundheitsorganisation (WHO) empfohlen wird!

Von Antioxidation bis Zellreifung: Selen mischt überall mit

Selen ist Bestandteil von antioxidativ und antientzündlich wirkenden Enzymen und schützt den Organismus unter anderem vor Zellschädigungen durch Radikale. Das Spurenelement wurde 1817 vom schwedischen Chemiker Jöns Jakob Berzelius entdeckt und führte lange Zeit ein Schattendasein als giftiges Element. Erst in den 1950er-Jahren erkannte man, dass Selen auch für den Menschen lebensnotwendig ist. In der chinesischen Provinz Keshan, einem Gebiet mit extremem Selenmangel, traten schwere Herzmuskelerkrankungen auf, denen jährlich Tausende zum Opfer fielen. Erst durch die Anreicherung der Nahrungsmittel mit Selen konnte man diese als Keshan-Erkrankung bezeichnete Selenmangelkrankheit eindämmen. Heute steht Selen wie kein anderes Spurenelement im Fokus der Wissenschaft, insbesondere bei der Erforschung von Krebs- und Schilddrüsenerkrankungen.

Was ist ein Spurenelement?

Mineralstoffe sind essenzielle anorganische Bestandteile des menschlichen Körpers. Traditionell erfolgt eine Unterteilung der Mineralstoffe in Mengen- und Spurenelemente. Je nach Konzentration werden Mengenelemente – die Mineralstoffe (zum Beispiel Kalzium, Kalium, Natrium, Magnesium) im engeren Sinne – und Spurenelemente (zum Beispiel Kupfer, Chrom, Eisen, Selen, Zink) unterschieden. Als Mengenelemente werden jene Mineralstoffe bezeichnet, die im Organismus in einer Konzentration von über 50 mg/kg Körpergewicht vorhanden sind. Mineralstoffe, deren Konzentration unter 50 mg/kg Körpergewicht liegt, gehören zur Gruppe der Spurenelemente.

Selenstatus und Gesundheit

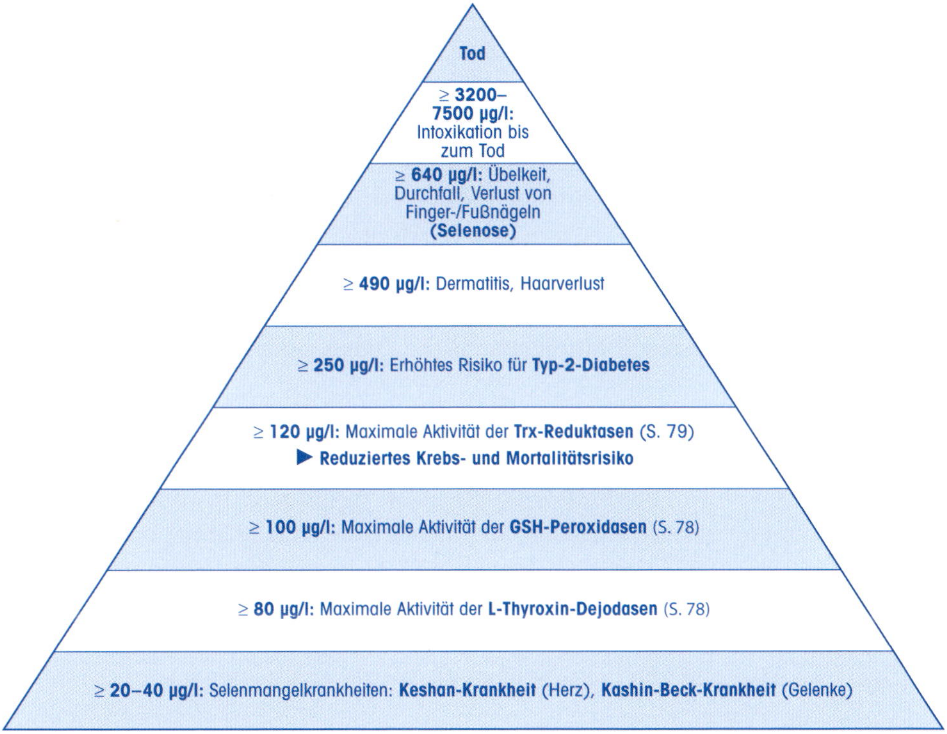

DNA und Zellreifung

Selen ist ein lebenswichtiger Mikronährstoff mit einer Vielzahl von Aufgaben. In Form des Selenocysteins ist das Spurenelement als 21. proteinogene Aminosäure direkt in unserem genetischen Code (DNA) verankert. Die DNA ist bekanntlich der Träger der genetischen Erbinformation, die für die Entwicklung eines Lebewesens entscheidend ist. Daher spielt Selen in der Schwangerschaft, aber auch in der Vorbeugung und Therapie von Erkrankungen wie Krebs eine zentrale Rolle. Selen kommt dementsprechend in allen Körperzellen und -flüssigkeiten vor. Die höchsten Konzentrationen finden sich in der Schilddrüse, den Nieren, der Leber, der Milz, der Prostata und im Herzen.

Schlagkräftiges Immunsystem

Durch Selen wird unser Immunsystem auf breiter Ebene gestärkt und die Schlagkraft der Abwehrzellen verbessert. Selen fördert unter anderem die Bildung von Antikörpern, natürlichen Killerzellen und Abwehr-Lymphozyten.

Radikalfänger und Entgiftung

Selen spielt sowohl bei der Entgiftung von zellschädigenden freien Radikalen als auch von Schadstoffen eine bedeutende Rolle. So wird das Antioxidantien-Team aus Vitamin C, Vitamin E und Coenzym Q10 durch Selen erst richtig fit. Selen fördert die Ausscheidung von Schwermetallen (zum Beispiel Quecksilber) und schützt vor allem Leberzellen vor diesen Toxinen. Darüber hinaus ist Selen auch für die Entwicklung der Spermien und damit für die männliche Zeugungsfähigkeit wichtig.

Anti-Aging

Der Alterungsprozess wird vor allem auf Schäden durch freie Radikale an unserem Genmaterial und an unseren Zellkraftwerken zurückgeführt. Im Alter geht der Selengehalt im Blut zurück. Aufgrund der altersbedingten Zunahme von Freie-Radikale-Erkrankungen wie Krebs, Diabetes, Herzinfarkt und Rheuma ist deshalb eine gute Versorgung mit Radikalfängern im Alter besonders wichtig. Nur ein komplexer antioxidativer Schutzschild, der neben Vitamin C und Coenzym Q10 auch Spurenelemente wie Selen und Zink enthält, kann die Zelle optimal schützen.

Enzymaktivierung und Hormonsystem

Selen ist funktionsbestimmender Bestandteil vieler Enzyme. In unserem Körper wird die Anzahl der selenabhängigen Enzyme, auch Selenoproteine genannt, derzeit auf über 30 bis 50 geschätzt. Dazu zählen unter anderem:

- ⇨ **L-Thyroxin-Dejodasen:** Sie aktivieren Schilddrüsenhormone und sorgen für die reibungslose Stoffwechselarbeit der Schilddrüse. Nur mithilfe der selenabhängigen Dejodasen kann die Schilddrüse das aktive Schilddrüsenhormon Trijodthyronin (T3) aus dem inaktiven L-Thyroxin (T4) bilden. Auch der Zerstörung des Schilddrüsengewebes durch freie Radikale und Entzündungsprozesse wirkt Selen entgegen.
- ⇨ **Glutathion-Peroxidasen (GSH-Peroxidasen):** Sie machen mithilfe von Selen giftige Peroxide unschädlich und verhindern, dass unsere Zellen (zum Beispiel

Wichtige Aufgaben und Funktionen von Selen im Überblick

- ⇨ **Enzymaktivator:** Co-Faktor von Selenoproteinen (zum Beispiel GSH-Peroxidase, Trx-Reduktase), Schutz der Erbsubstanz (DNA) und roten Blutkörperchen, Entgiftung von giftigen Peroxiden
- ⇨ **Immunsystem:** Stärkung des Abwehrsystems, Produktion von Abwehrzellen, hemmt Virusvermehrung (zum Beispiel Erkältungsviren), wirkt entzündungshemmend
- ⇨ **Schilddrüsenhormonstoffwechsel:** Aktivierung der Schilddrüsenhormone (Umwandlung von T4 in T3)
- ⇨ **Krebsschutz:** Zellschutz vor freien Radikalen (GSH-Peroxidase), kann den programmierten Zelltod (Apoptose) von Krebszellen auslösen, Zellreparatur und -erneuerung
- ⇨ **Schwermetallentgiftung:** Bindung von Schwermetallen (zum Beispiel Quecksilber), Ausleitung aus dem Körper
- ⇨ **Leberschutz:** Entgiftung der Leber, Leberzellschutz
- ⇨ **Fortpflanzung:** Entwicklung der Spermien

Blut- und Immunzellen), die Erbsubstanz (DNA) oder die Gefäße durch aggressive freie Radikale geschädigt werden. Über die Entgiftung von freien Radikalen wirkt Selen auch der Entstehung und Ausbreitung von Entzündungsprozessen entgegen.

⇨ **Thioredoxin-Reduktasen (Trx-Reduktasen):** Als funktionsbestimmender Bestandteil dieser Enzyme fungiert Selen sozusagen als Gesundheitspolizei, die das Zellwachstum reguliert. Damit hat das Spurenelement großen Einfluss auf das Krebsrisiko und auf Alterungsprozesse. Wenn eine Zelle beginnt, die Kontrolle über ihr eigenes Wachstum zu verlieren, und den Weg hin zu einer bösartigen Krebszelle beschreitet, kann Selen über die Thioredoxin-Reduktasen rettend eingreifen. Hierbei kann es Gene anschalten, die das Zellwachstum unter Kontrolle bringen, oder es kann die Apoptose, den programmierten Zelltod, in Tumorzellen spezifisch einleiten. Die selenabhängige Thioredoxin-Reduktase regeneriert auch L-Glutathion, Vitamin E, Vitamin C und Coenzym Q10 (Ubiquinon → Ubiquinol).

Wichtig

Vorsicht: Laut einer Empfehlung der Weltgesundheitsorganisation sollten über einen längeren Zeitraum nicht mehr als 400 µg Selen am Tag aufgenommen werden. Erste Anzeichen einer Selenüberdosierung sind knoblauchartiger Atemgeruch, Müdigkeit, Durchfall, Übelkeit und Haarausfall.

Europa: Selenmangelgebiet

In Deutschland erhält ein Erwachsener bei ausgewogener Ernährung kaum mehr als 45 µg Selen pro Tag, da unsere Lebensmittel in der Regel nur wenig Selen enthalten. Aktuell sprechen Wissenschaftler der ETH Zürich in der renommierten Fachzeitschrift *PNAS* 2017 sogar eine Frühwarnung aus: Weltweit leiden etwa eine Milliarde Menschen an Selenmangel. Die Experten dokumentieren, dass der ohnehin selenarme Boden in Europa in den nächsten Jahrzehnten infolge des Klimawandels sogar weiter an seiner Mineralstoffkonzentration verlieren wird. Es wird vermutet, dass vor allem ein Selenmangel (Selen < 100 µg/l im Blutserum) die Entstehung von Krebs- und Autoimmunerkrankungen (zum Beispiel Hashimoto) begünstigt. Selen wurde genauso wie Jod während der Eiszeit aus den oberen Bodenschichten ausgewaschen, sodass es in der Erde oft nicht mehr ausreichend vorkommt – und damit auch nicht in unserer Nahrungskette. Selenarme Ackerböden, die Übersäuerung der Ackerböden mit Düngemitteln, saurer Regen und die zunehmende Belastung unserer Umwelt mit Schwermetallen verschärfen laut ETH Zürich die Problematik, sodass sich der Selenmangel nicht nur in Europa, sondern auch in anderen Ländern zunehmend ausbreitet.

Schlechte Blutwerte sind üblich

In aktuellen Untersuchungen an Europäern aus dem Jahre 2015 lag der mittlere Selenspiegel im Blutserum bei 60 bis 80 µg/l. In Deutschland betrugen dabei die Durchschnittswerte 73 bis 74 µg/l im Blutserum. Betrachtet man den Selenserumspiegel im Zusammenhang mit der Aktivität der selenabhängigen Enzyme, ist ein Großteil der europäischen Bevölkerung mit Selen unterversorgt.

Um chronischen Erkrankungen vorzubeugen, sollte der Normalwert für Selen im Blutserum zwischen 130 und 150 µg/l liegen, wie Untersuchungen der renommierten Selenforscherin Magaret Raymann zeigen (*The Lancet* 2012).

Selengehalt in Lebensmitteln (Auswahl)

Lebensmittel	Selengehalt pro 100 g
Paranüsse	1917 µg
Schweineniere	203 µg
Schweineleber	56,20 µg
Hering	54,80 µg
Makrele	38,90 µg
Hühnerei	19,85 µg
Rindfleisch	5,24 µg

Risikogruppen mit erhöhtem Bedarf

- Bei einer rein vegetarischen Ernährung kann es zu Selenmangel kommen, denn Nahrungsmittel mit tierischem Eiweiß sind in der Regel selenreicher als solche mit pflanzlichem Eiweiß.
- Wie bei anderen Nährstoffen ist in der Schwangerschaft und Stillzeit der Bedarf erhöht, da die Versorgung des Kindes Selen verbraucht.
- Mit zunehmendem Alter geht der Selengehalt im Blut zurück. Aufgrund der altersbedingten Zunahme von Freie-Radikale-Erkrankungen wie Krebs, Diabetes, Herzinfarkt und Rheuma ist deshalb eine gute Selenversorgung besonders wichtig.
- Alkohol und Tabakrauch belasten unseren Körper mit freien Radikalen. Wer raucht und regelmäßig Alkohol trinkt, braucht deshalb mehr Selen.
- Personen mit speziellen Diätformen (bei Phenylketonurie) oder Schwermetallbelastungen sind ohne Selensubstitution mangelgefährdet.
- Zahlreiche Studien zeigen, dass die Selenspiegel von Menschen, die an Krebs erkranken, schon vor Ausbruch der Erkrankung erniedrigt sind.
- Auch Immungeschwächte (zum Beispiel Aids-Patienten), Herz- und Nierenkranke, Patienten mit Hauterkrankungen (zum Beispiel Psoriasis) oder chronisch-entzündlichen Erkrankungen (zum Beispiel Hashimoto, Rheuma, Morbus Crohn) haben einen deutlich erhöhten Selenbedarf.

Natriumselenit – die Selenform der ersten Wahl

Selen nimmt man am besten in Form anorganischer Selenverbindungen wie Natriumselenit und Natriumselenat ein. Diese Verbindungen sind besser therapeutisch steuerbar als Selenhefe oder Selenomethionin. Sie beinhalten kein Risiko für eine Selenanreicherung im Körper und sind akut bioverfügbar, werden also vom Körper besser verwertet.
Selenomethionin folgt den Stoffwechselwegen der Aminosäure L-Methionin. Es wird im Dünndarm über ein natriumabhängiges Aminosäuren-Transportsystem aufgenommen und in Proteine, insbesondere in die Skelettmuskulatur, eingebaut. Es kann dadurch zur Selenakkumulation kommen, das heißt zu einer unerwünschten Anreicherung. Zudem ist Selen aus Selenomethionin nicht direkt bioverfügbar, sondern kann erst durch den kompletten Abbau der Proteine oder des Selenomethionins für die Biosynthese verwendet werden.
In der Therapie sollte daher immer das anorganische Selen in Form von Natriumselenit verwendet werden.

- ⇨ Darüber hinaus können Medikamente wie Abführmittel und Entwässerungstabletten den Selenbedarf steigern.
- ⇨ Bei Krebspatienten, die mit einer Chemo- oder Strahlentherapie behandelt werden, stärkt Selen die Abwehrkräfte und hilft dem geschwächten Körper, die stark belastende Therapie besser zu überstehen. Die Wirksamkeit von Krebsmitteln kann zudem durch Selen verbessert werden.

Selen in Lebensmitteln

Der Selengehalt in Lebensmitteln hängt davon ab, wie viel Selen Pflanzen und Tiere aufnehmen. Da deutsche Ackerböden arm an Selen sind, liegt der Selengehalt heimischer Produkte deutlich niedriger als der von Lebensmitteln (etwa Weizen) in den USA und Kanada. Selenreich sind beispielsweise Paranüsse: Eine Paranuss enthält etwa 50 bis 70 µg Selen. Auch tierische Lebensmittel wie Fisch, Fleisch und Eier sind reich an Selen. Allerdings ist die Bioverfügbarkeit zum Beispiel aus Fisch mit etwa 25 Prozent deutlich geringer als die aus pflanzlichen Produkten.

Empfehlungen für die Selenzufuhr

Jugendlichen, Erwachsenen, Schwangeren und Stillenden wird derzeit in Deutschland von Ernährungsfachgesellschaften empfohlen, täglich 30 bis 70 µg Selen mit der Ernährung aufzunehmen. Diese Empfehlungen werden seit Jahrzehnten von Wissenschaftlern weltweit als zu niedrig kritisiert, da man mit 70 µg Selen pro Tag auf keinen Fall auf die optimalen Blutserumspiegel zwischen 130 und 150 µg/l kommt. Tatsächlich ist die durchschnittliche Selenaufnahme im Selenmangelgebiet Deutschland mit etwa 30 µg (Frauen) bis 40 µg (Männer) pro Tag extrem niedrig. Für eine gute Versorgung mit Selen müsste man als Gesunder etwa 1,5 bis 3 µg Selen pro kg Körpergewicht pro Tag aufnehmen. Das gilt auch für Kinder. Zur Vorbeugung von

Selen und die Schilddrüse

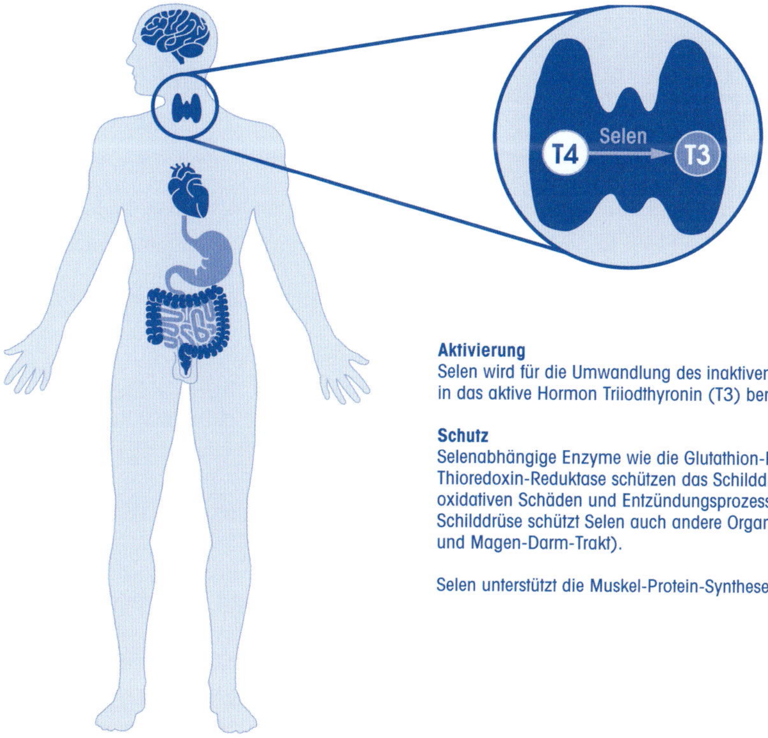

Aktivierung
Selen wird für die Umwandlung des inaktiven Hormons Thyroxin (T4) in das aktive Hormon Triiodthyronin (T3) benötigt.

Schutz
Selenabhängige Enzyme wie die Glutathion-Peroxidase und Thioredoxin-Reduktase schützen das Schilddrüsengewebe vor oxidativen Schäden und Entzündungsprozessen. Neben der Schilddrüse schützt Selen auch andere Organe (z. B. Herzmuskel und Magen-Darm-Trakt).

Selen unterstützt die Muskel-Protein-Synthese.

chronischen Erkrankungen (zum Beispiel Herzinfarkt, Krebs) und Autoimmunerkrankungen (zum Beispiel Hashimoto-Thyreoiditis) sollten demnach 100 bis 300 µg Selen pro Tag aufgenommen werden.
Falls sowohl Selen (Natriumselenit) als auch Vitamin C supplementiert werden, sollte die jeweilige Einnahme in etwa einstündigem Abstand geschehen, da Vitamin C mit Natriumselenit reagieren kann.

Den SELENOP-Status prüfen

Der individuelle Selenstatus lässt sich, ähnlich wie die Messung des Cholesterins, ganz einfach anhand einer Untersuchung des SELENOP-Status beim Hausarzt feststellen. Standard war früher die Messung des Selens im Blutserum (125–150 µg/l) oder im Vollblut. Diese war aber in der Aussage bezüglich des Stoffwechsels zu unscharf. Am besten beschreibt den funktionellen Selenstatus das Selenoprotein P. Der optimale präventiv-medizinische Bereich des SELENOP liegt bei 5 bis 7,5 mg/l.

Anwendungsgebiete von Selen

Anti-Aging

Wirkung: Selen wirkt antientzündlich, neutralisiert freie Radikale und stabilisiert die Länge der Telomere, dadurch schützt es Genmaterial und Mitochondrien.

Besonderheiten: Im Alter geht der Selengehalt im Blut zurück!

Dosierung: 1–3 µg Selen pro Kilogramm Körpergewicht pro Tag in Form von Natriumselenit.

Hashimoto-Thyreoiditis – die neue Volkskrankheit

Wirkung: Die selenabhängige Dejodase wandelt das inaktive Hormon L-Thyroxin (T4) in das aktive Schilddrüsenhormon Triiodthyronin (T3) um. Gleichzeitig schützen die selenabhängigen Enzyme Glutathion-Peroxidase und Thioredoxin-Reduktase das Schilddrüsengewebe während der Hormonproduktion vor der Eigenzerstörung durch freie Radikale.

Besonderheiten: Die Schilddrüse ist das Organ mit dem höchsten Selengehalt des Körpers (ungefähr 1000 µg/g) und reagiert besonders empfindlich auf einen Mangel an Selen.

Dosierung: 2–5 µg Selen pro Kilogramm Körpergewicht pro Tag in Form von Natriumselenit, Laborkontrolle des Selenstatus durch den Arzt! Auch der Vitamin-B_{12}- und der Vitamin-D-Status sollten überprüft werden.

Herz-Kreislauf-Erkrankungen

Wirkung: Selen wirkt der Bildung von gefährlichen Gefäßablagerungen, Herzinfarkt und Schlaganfall entgegen. Da Selen am Aufbau des Insulin-Moleküls beteiligt ist, sollten Diabetiker auch auf eine gute Selenversorgung achten.

Besonderheiten: Selen reduziert signifikant die kardiovaskuläre Sterblichkeit.

Dosierung: 2–4 µg Selen pro Kilogramm Körpergewicht pro Tag in Form von Natriumselenit, Laborkontrolle des Selenstatus durch den Arzt!

Krebs

Wirkung: Selen wirkt antientzündlich, reguliert das gestörte Zellwachstum und kann in Tumorzellen den programmierten Zelltod auslösen.

Besonderheiten: Selen vermindert nicht nur das Krebsrisiko, sondern kann auch die Nebenwirkungen der Krebstherapie (z. B. bei Chemotherapie und Strahlentherapie) verringern und die Wirksamkeit der Therapie verbessern. Das Risiko der Metastasierung und der vorzeitigen Krebssterblichkeit wird verringert.

Dosierung: a) Basisversorgung: 3–6 µg Selen pro Kilogramm Körpergewicht pro Tag in Form von Natriumselenit, Laborkontrolle des Selenstatus durch den Arzt; b) Therapiephase: 1000–2000 µg Natriumselenit als Prämedikation 15 bis 30 Minuten vor der Chemotherapie (vor allem intravenös).

Neurodermitis

Wirkung: Selen wirkt antientzündlich, reguliert die Balance zwischen Th1- und Th2-Zellen und reduziert entzündliche Hautsymptome (z. B. Rötung, Schuppung).

Besonderheit: Neurodermitiker haben in der Regel einen ausgeprägten Selenmangel. Auch das Risiko für einen Etagenwechsel zum allergischen Asthma kann durch Selen gesenkt werden.

Dosierung: 3–6 µg Selen pro Kilogramm Körpergewicht pro Tag in Form von Natriumselenit (zum Teil unter ärztlicher Kontrolle mehr).

Rheuma

Wirkung: Selen wirkt antientzündlich, reguliert die Balance zwischen Th1- und Th2-Zellen.

Besonderheit: Patienten mit entzündlichen Autoimmunerkrankungen haben häufig Selenmangel.

Dosierung: 3–6 µg Selen pro Kilogramm Körpergewicht pro Tag in Form von Natriumselenit (zum Teil unter ärztlicher Kontrolle mehr). Auch auf eine gute Versorgung mit antientzündlichen Omega-3-Fettsäuren, Vitamin D und den Antioxidantien Zink, Vitamin E und Vitamin C achten.

Weitere Anwendungsgebiete

Lebererkrankungen, Makuladegeneration, Colitis ulcerosa, Morbus Crohn, Bauchspeicheldrüsenentzündung (Pankreatitis), multiple Sklerose.

6. Coenzym Q10 (Ubiquinol/Ubiquinon)

Der mitochondriale Blockbuster

Der Mensch besteht aus etwa 10 000 Milliarden Zellen, die entsprechend ihrer jeweiligen Aufgabe unterschiedlich aufgebaut sind. Nur wenn ausreichend Coenzym Q10 im Körper vorhanden ist, sind die Zellen in der Lage, die für alle Stoffwechselprozesse notwendige Energie zu produzieren. Egal, ob Kohlenhydrate oder Fette in einer Zelle zu Energie verbrannt werden, nötig ist dazu in jedem Fall Sauerstoff. Coenzym Q10 fungiert dabei als Sauerstoff-Transporter und Zellschutzfaktor. Coenzym Q10 wird zum Teil über die Nahrung aufgenommen, aber auch im Körper selbst produziert.

Anheizer im Energiestoffwechsel

In den Mitochondrien, unseren Zellkraftwerken, entsteht im Zusammenspiel von verschiedenen Enzymen und Coenzym Q10 der Zellkraftstoff Adenosintriphosphat (ATP). ATP ist der wichtigste Brennstoff unserer Zellen und Muskeln, sozusagen das »Muskelbenzin«. Coenzym Q10 bringt den Energiefluss in den Zellen in Gang und wirkt einem Energiemangel entgegen. Aggressive Sauerstoffradikale, die permanent in den Mitochondrien entstehen, werden durch Coenzym Q10 unschädlich gemacht, und die Zellkraftwerke werden vor der oxidativen Schädigung geschützt. Coenzym Q10 kann zudem – wie Vitamin C – verbrauchtes Vitamin E wieder erneuern.

Coenzym Q10: Wichtige Aufgaben und Funktionen

- ⇨ **Energiestoffwechsel:** Energiegewinnung (ATP-Produktion) in den Mitochondrien, Elektronentransport und Protonenübertragung in der Atmungskette
- ⇨ **Herzmuskel:** Energiestoffwechsel, Stabilisierung der Herzmuskelzellen
- ⇨ **Immunsystem:** Stärkung des körpereigenen Abwehrsystems
- ⇨ **Zellmembran:** Stabilisierung und Stärkung der Zellmembranen
- ⇨ **Zellschutz:** fettlösliches Antioxidans (Vitamin-E-Regenerator, LDL-Oxidation)

Der mitochondriale Schrittmacher

Das Coenzym Q10, auch bekannt als Ubiquinon, ist eine fettlösliche vitaminähnliche Substanz, die in nahezu allen menschlichen Geweben vorkommt. Das Vitaminoid spielt eine essenzielle Rolle bei der zellulären Energieproduktion in den Mitochondrien, wo es gleichzeitig als Elektronen-Carrier und Protonen-Translokator die Zellatmung und die Gewinnung von Zellenergie in Form von ATP reguliert. Mehr als 95 Prozent der zellulären Energie wird auf diese Weise im Rahmen der Zellatmung mithilfe von Coenzym Q10 gewonnen.
Bei der Umwandlung von Nahrungsenergie in Zellenergie ist Ubiquinon Schrittmacher in drei von fünf mitochondrialen Enzymkomplexen:

- Komplex I: NADH – Ubiquinon-Oxido-Reduktase
- Komplex II: Succinat – Ubiquinon-Oxido-Reduktase
- Komplex III: Ubihydroquinon – Cytochrom-c-Reduktase

Organe und Strukturen mit einer hohen Stoffwechselleistung – wie die Bauchspeicheldrüse, die Leber, die Herz- und Skelettmuskulatur –, insbesondere aber auch das Zentralnervensystem (ZNS) weisen eine hohe Dichte an Mitochondrien auf und benötigen dementsprechend viel Coenzym Q10. In einem Milliliter Blut zirkulieren an die 3,7 Millionen intakte Mitochondrien. Eine unzureichende Versorgung mit Coenzym Q10 ist mit einer Abnahme der psychischen und physischen Leistungsfähigkeit verbunden, was sich unter anderem durch Störungen der Gefäßreaktivität, des Immunsystems, des Herz-Kreislauf-Systems und der Skelettmuskulatur äußern kann, genauso wie durch Störungen des Metaboloms (unter diesem Begriff werden alle Stoffwechselprozesse, die im Körper ablaufen, wie etwa Enzymaktivitäten verstanden).

Anti-Aging: Wir altern in den Mitochondrien

Wir altern und degenerieren zuerst in den Mitochondrien, den Kraftwerken unserer Zellen. Wenn unser Gehirn nicht mehr ausreichend mit Coenzym Q10 versorgt wird, können frühzeitig nachlassende Gedächtnisleistungen, Konzentrations- und Orientierungsstörungen auftreten. Ab dem 30. Lebensjahr nimmt die Produktion von Coenzym Q10 in der Körperzelle stetig ab. Damit sinkt auch die Konzentration des Zellkraftstoffs Adenosintriphosphat (ATP), der in den Mitochondrien aus Sauerstoff, Zucker und Phosphor produziert wird. Davon sind vor allem die Blutzellen und verschiedene Organe wie der Herzmuskel und das Gehirn betroffen. Eine schlechte Coenzym-Q10-Versorgung kann die Leistungsfähigkeit des gesamten Organismus beeinträchtigen. Zum Ausgleich der verminderten körpereigenen Synthese empfiehlt es sich, ab dem 40. Lebensjahr täglich eine Extraportion Coenzym Q10 zu ergänzen.

Prävention und Therapie

Coenzym Q10 und seine reduzierte Form Ubiquinol haben sich mittlerweile nicht nur in der Prävention, sondern auch bei der Therapie einer Vielzahl von altersassoziierten, bioenergetischen, metabolischen, neurodegenerativen und kardiovaskulären Erkrankungen klinisch bewährt.
Seit den frühen 1980er-Jahren wurden zahlreiche klinische Studien mit Coenzym Q10 durchgeführt, die eine vorbeugende und therapeutische Wirkung bei den unterschiedlichsten Erkrankungen gezeigt haben. Dazu gehören vor allem Herz-Kreislauf-Erkrankungen (zum Beispiel Herzmuskelschwäche), Krebs (vor allem Brustkrebs), Migräne und Morbus Parkinson. Auch Leistungssportler können von dem Zellkraftstoff profitieren.

Coenzym Q10: Antioxidans und Zellregulator

Coenzym Q10 (Ubiquinon$_{ox}$) kann in Abhängigkeit von den jeweiligen Redoxverhältnissen in drei verschieden Formen vorliegen: Ubiquinon$_{ox}$ (Q), Semiquinon (•QH) und Ubiquinol$_{red}$ (QH_2). Die beiden Enzyme Liponamid-Dehydrogenase und Glutathion-Reduktase, welche Ubiquinon (Q) zu Ubiquinol (QH_2) reduzieren können, werden durch Zink stimuliert. Auch das selenabhängige Enzym Thioredoxin-Reduktase spielt bei der Regeneration von Ubiquinon (Q) zu Ubiquinol (QH_2) eine zentrale Rolle.
Der synergistische Effekt zwischen Coenzym Q10 und Selen wird durch eine aktuelle Studie aus Schweden bekräftigt. In dieser placebokontrollierten Interventionsstudie an 443 Probanden im Alter von 70 bis 88 Jahren mit Herzinsuffizienz senkte die kombinierte Supplementierung von 200 mg Coenzym Q10 und 200 µg Selen pro Tag im Vergleich zum Placebo signifikant die kardiovaskuläre Sterblichkeit um 47 Prozent. Auch die Herzleistung wurde deutlich gegenüber dem Placebo verbessert. Eine Nachauswertung dieser Studie zeigt, dass diejenigen mit dem niedrigsten Selenserumwert am stärksten von der Supplementierung der beiden Mikronährstoffe Coenzym Q10 und Selen profitierten.

Redoxabhängige Wirkung von Coenzym Q10

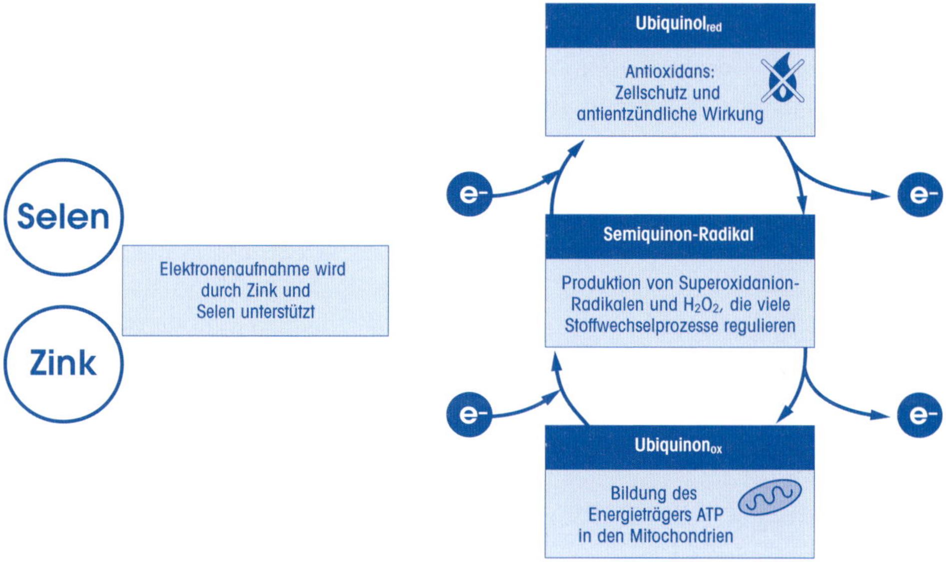

Zellregulator

Ein Molekül Coenzym Q10 (Ubiquinon$_{ox}$) kann schrittweise zwei Elektronen aufnehmen. Im ersten Schritt bildet sich durch die Aufnahme eines Elektrons das Semiquinon-Radikal (•QH). Die Aufnahme eines zweiten Elektrons führt zur Bildung von Ubiquinol$_{red}$ (QH_2), der reduzierten Form von Coenzym Q10. In Form des Semiquinons (•QH) ist Coenzym Q10 eine Quelle für die zelluläre und mitochondriale Bildung von Superoxidanion-Radikalen (-O•2) und Wasserstoffperoxid (H_2O_2). Diese reaktiven Sauerstoffverbindungen können als Signalmoleküle (sekundäre Botenstoffe) das zelluläre Redoxpotenzial, sowie die Ausprägung von Genen (zum Beispiel Zellproliferation), Proteinen (zum Beispiel Enzymfunktion, Transportprozesse) und Hormonen regulieren. Die Wirkung des Semiquinons (•QH) ist somit essenziell für zahlreiche physiologische Funktionen des Metaboloms (Stoffwechsels). Gleichzeitig ist Coenzym Q10 als Ubiquinol (QH_2) ein starkes fettlösliches Antioxidans, das Mitochondrien, Zellmembranen, Zellbestandteile und andere Strukturen (zum

Beispiel Lipide, DNA) direkt oder zusammen mit Alpha-Tocopherol vor der oxidativen Schädigung schützt und andere Antioxidantien (zum Beispiel Vitamin C, Vitamin E) regeneriert. Darüber hinaus beeinflusst Coenzym Q10 die Aktivität mehrerer Hundert Gene. Beispielswiese wirkt Coenzym Q10 über die Hemmung der NF-kappaB-abhängigen Genaktivierung der Produktion von Entzündungsfaktoren entgegen und beugt Zellschäden (zum Beispiel der Nervenzellen) vor.

Der Coenzym-Q10-Blutspiegel und das Alter

In Untersuchungen konnte gezeigt werden, dass der Gehalt an Coenzym Q10 in vielen Organen (zum Beispiel im zentralen Nervensystem und in der Bauchspeicheldrüse) ab dem 20. Lebensjahr abnimmt. Auch die Möglichkeit, $Ubiquinon_{ox}$ in $Ubiquinol_{red}$ umzuwandeln, wird aufgrund der abnehmenden Aktivität der von Ubiquinon abhängigen Reduktasen beeinträchtigt. Das im menschlichen Blutplasma, im

Altersbedingte Abnahme des Coenzym-Q10-Spiegels in verschiedenen Organen

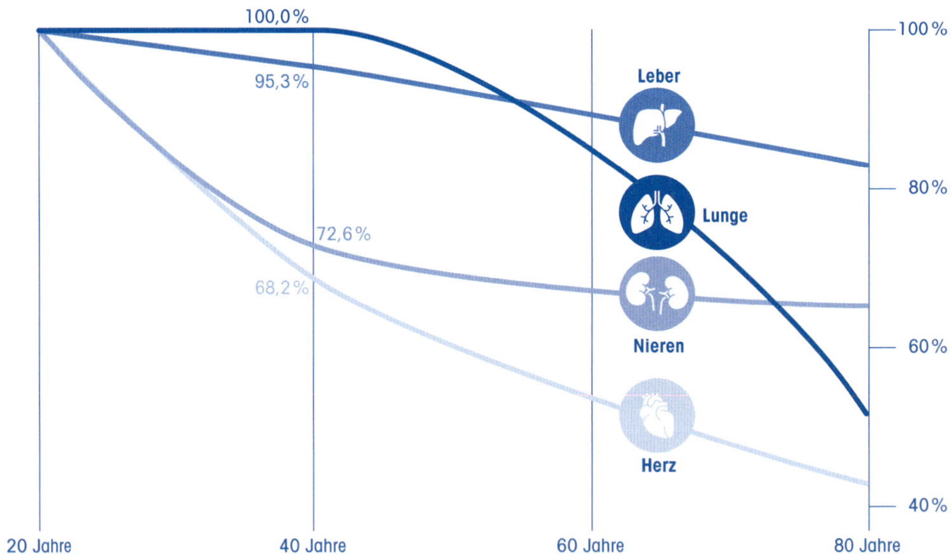

Darm und in der Leber enthaltene Coenzym Q10 (Gesamt-Coenzym Q10: Ubiquinol-Ubiquinon-Pool) liegt zu über 85 Prozent in Form von Ubiquinol$_{red}$ vor. Nur ein kleiner Anteil von etwa 5 Prozent besteht aus Ubiquinon$_{ox}$.
Der durchschnittliche Coenzym-Q10-Blutspiegel, welcher als Normalwert und Referenz bei Gesunden in der Literatur angegeben wird, liegt zwischen 0,4 und 2,0 µg/ml beziehungsweise 0,8 und 1,2 µg/ml (cholesterinkorrigiertes CoQ10: > 0,3 µmol/mmol Cholesterin).
Richtwert für die therapeutische Wirksamkeit ist ein Coenzym-Q10-Blutspiegel von > 2,5 µg/ml (3 pmol/l = 2,7 µg/ml) (zum Beispiel in der Kardiologie, in der Diabetologie, bei multiple Sklerose oder im Leistungssport) bis hin zu > 4 µg/ml (zum Beispiel bei Morbus Parkinson).

Faktoren, die den Bedarf erhöhen

- Im Alter sinkt der Coenzym-Q10-Gehalt im Blut und in den Organen deutlich ab.
- Ein erhöhter Bedarf kann zudem auftreten bei Stress, hohem Alkoholkonsum oder Infektionen sowie bei Krankheiten wie Herzmuskelschwäche, Diabetes, Krebs, Alzheimer, Parkinson, multiple Sklerose, Muskelschwund und Schilddrüsenüberfunktion.
- Anhaltende, schwere körperliche Anstrengung, etwa beim Sport, erhöht den Bedarf und Verbrauch.
- Vegetarische Ernährung reduziert die Aufnahme.
- Ein Mangel an Selen, Vitamin B_6 und Magnesium limitiert die Coenzym-Q10-Biosynthese.
- Eine hoch dosierte Aufnahme an Vitamin E hemmt die Coenzym-Q10-Absorption aus der Nahrung und senkt durch vermehrten oxidativen Verbrauch den Coenzym-Q10-Blutspiegel.

Arzneimittel und Coenzym Q10

Eine Reihe von häufig eingesetzten Medikamenten senkt die Synthese und Verfügbarkeit von Coenzym Q10 im Körper. So steigert die Einnahme von Arzneimitteln wie Cholesterinsenkern vom Statintyp (zum Beispiel Atorvastatin), von Parkinsonmitteln (zum Beispiel L-Dopa), Krebsmedikamenten (zum Beispiel Anthrazykline), Betablockern (zum Beispiel Timolol) und von Antidepressiva (zum Beispiel Amitriptylin) den Bedarf an Coenzym Q10. In diesen Fällen muss man auf jeden Fall auf eine ausreichende Supplementierung mit Coenzym Q10 achten.

Lebensmittel, die Coenzym Q10 enthalten

Natürliche Quellen sind vor allem pflanzliche Öle (zum Beispiel Oliven- und Rapsöl), Leber, Fisch (zum Beispiel Sardinen, Makrelen), Nüsse und Fleisch. Allerdings müsste man für die Aufnahme von etwa 30 mg Coenzym Q10 täglich ein Glas Sojaöl oder 1,8 kg Huhn verzehren!

Ubiquinol: Die Coenzym-Q10-Form der ersten Wahl

Die Bioverfügbarkeit von Ubiquinol im Vergleich zu Ubiquinon wurde in verschiedenen Studien untersucht. Dabei zeigte sich, dass Ubiquinol aus Nahrungsergänzungsmitteln zwei- bis vierfach höher bioverfügbar ist als Ubiquinon. Der Coenzym-Q10-Blutspiegel ist bei Erkrankungen mit oxidativem Stress häufig erniedrigt, wobei der Spiegel an Ubiquinol stärker abgesenkt ist als der Spiegel an Ubiquinon. Das ist darauf zurückzuführen, dass oxidativer Stress Ubiquinol verbraucht und die Reduktion von Ubiquinon zu Ubiquinol in den Zellen verringert. Mit Ubiquinon ist es daher schwieriger, hohe Blutspiegel an Coenzym Q10 zu erreichen. Dagegen steigt der Blutspiegel unter Ubiquinol linear an, sodass mit Ubiquinol bei neurologischen Erkrankungen (zum Beispiel Morbus Parkinson) auch Coenzym-Q10-Blutspiegel erzielt werden können, die die Blut-Hirn-Schranke überwinden. Insbesondere lösliche, in einer Phospholipidmatrix emulgierte Coenzym-Q10-Formen haben eine gute Bioverfügbarkeit.

Anwendungsgebiete für Coenzym Q10

Anti-Aging

Wirkung: Coenzym Q10 verbessert den zellulären Energiestoffwechsel und wirkt antientzündlich. Coenzym Q10 unterstützt die Gedächtnisleistung, die Konzentration und die Herzmuskelkraft.

Besonderheiten: Im Alter (ab dem 30. Lebensjahr) nimmt die Coenzym-Q10-Produktion ab.

Dosierung: Ab dem 40. Lebensjahr täglich 50–100 mg Coenzym Q10 (z. B. Ubiquinon).

Aids und HIV-Infektion

Wirkung: Coenzym Q10 stärkt die Zellen des Immunsystems in ihrer Abwehrleistung und verringert opportunistische Infektionen.

Besonderheiten: HIV-Infizierte haben häufig einen Coenzym-Q10-Mangel.

Dosierung: 100–500 mg Coenzym Q10 täglich (z. B. Ubiquinol).

Bluthochdruck

Wirkung: Coenzym Q10 unterstützt gesunde Blutdruckwerte und verbessert die Gefäßfunktion.

Besonderheit: In einigen Studien senkte Coenzym Q10 bei Bluthochdruckpatienten signifikant den systolischen und den diastolischen Blutdruck.

Dosierung: 200–500 mg Coenzym Q10 täglich (z. B. Ubiquinol)

Cholesterinsenker (Statine)

Wirkung: Statine hemmt die körpereigene Coenzym-Q10-Synthese, denn Cholesterin und Coenzym Q10 entstehen aus dem gemeinsamen Grundbaustein Mevalonat.

Besonderheiten: Das Risiko für unerwünschte Begleiterscheinungen wie Abgeschlagenheit, Muskelschmerzen und Muskelschwäche steigt bei Coenzym-Q10-Mangel.

Dosierung: 100–300 mg Coenzym Q10 täglich (z. B. in Form von Ubiquinol), zusätzlich sollte auf den Vitamin-D- und den Selenstatus geachtet werden.

Herz-Kreislauf-Erkrankungen (zum Beispiel Herzschwäche, Herzinfarkt)

Wirkung: Coenzym Q10 verbessert die Leistungsfähigkeit der Herzmuskelzellen und die Sauerstoffversorgung des Herzmuskels.

Besonderheiten: In einer an 424 Patienten mit chronischer Herzinsuffizienz durchgeführten Studie verbesserte sich der Schweregrad gemäß NYHA (New York Heart Association) durch die tägliche Gabe von durchschnittlich 240 mg Coenzym Q10 bei über 80 % der Patienten um mindestens einen Grad. Zusätzlich konnte der Arzneimittelbedarf an herzwirksamen Medikamenten deutlich reduziert werden.

Dosierung: 200–400 mg Coenzym Q10 täglich (z. B. in Form von Ubiquinol), zusätzlich sollte auf den Vitamin-D- und den Selenstatus geachtet werden.

Krebs

Wirkung: Coenzym Q10 beeinflusst den Krankheitsverlauf und das Ansprechen der Krebstherapie positiv.

Besonderheiten: Coenzym Q10 verringert schwere Nebenwirkungen am Herzen, die als Folge der Krebstherapie (z. B. bei einer Chemotherapie mit Anthrazyklinen) auftreten können.

Dosierung: 200–500 mg Coenzym Q10 täglich (z. B. Ubiquinol), zusätzlich sollte auf den Vitamin-D- und den Selenstatus geachtet werden.

Leistungssport

Wirkung: Die Leistungsfähigkeit des Athleten korreliert mit seinem Coenzym-Q10-Status.

Besonderheiten: Training steigert die Anzahl an Mitochondrien im Herzen und in der Skelettmuskulatur. Damit steigt folglich der Coenzym-Q10-Bedarf des Herz- und des Skelettmuskels. In

Studien an Athleten in Vorbereitung auf die Olympischen Spiele 2012 in London verbesserte Ubiquinol im Vergleich zu Placebo signifikant die körperliche Leistungsfähigkeit.

Dosierung: 200–500 mg Coenzym Q10 täglich (z. B. Ubiquinol), zusätzlich sollte auf den Vitamin-D- und den Omega-3-Fettsäure-Status geachtet werden.

Migräne

Wirkung: Coenzym Q10 reguliert den gestörten mitochondrialen Stoffwechsel.

Besonderheit: Die Anzahl und die Schwere von Migräneattacken wird verringert.

Dosierung: In der Migränevorbeugung hat sich neben Coenzym Q10 (z. B. 200–300 mg Coenzym Q10 täglich) auch die Gabe von Magnesium und Vitamin B_2 bewährt.

Morbus Parkinson

Wirkung: Coenzym Q10 stabilisiert den Komplex I der mitochondrialen Atmungskette, der bei Parkinson häufig gestört ist. Die Belastung des Gehirns mit freien Radikalen wird verringert, die Energieversorgung der Nervenzellen wird verbessert.

Besonderheiten: Coenzym Q10 wirkt nachlassender Gedächtnisleistung, Konzentrationsstörungen, Vergesslichkeit und anderen geistigen Schwächen entgegen. Der Krankheitsprozess wird verlangsamt.

Dosierung: 300–1200 mg Coenzym Q10 täglich (z. B. Ubiquinol), zusätzlich sollte auf den Vitamin-D-, den Vitamin-B_{12}- und den Omega-3-Fettsäure-Status geachtet werden

Multiple Sklerose

Wirkung: Das antioxidativ und entzündungshemmend wirkende Coenzym Q10 kann die Blut-Hirn-Schranke stabilisieren, sodass weniger entzündungsfördernde Immunzellen ins Nervensystem einwandern.

Besonderheit: Die Neuroinflammation und die Schubrate werden verringert.

Dosierung: 200–500 mg Coenzym Q10 täglich (z. B. in Form von Ubiquinol), zusätzlich sollte auf den Vitamin-D- und den Omega-3-Fettsäure-Status geachtet werden.

Zahnfleischerkrankungen

Wirkung: Coenzym Q10 fördert den Heilungsprozess. Symptome wie Zahnfleischbluten, Zahnfleischentzündung und Zahnbeweglichkeit werden signifikant gebessert.

Besonderheit: Flüssige Coenzym-Q10-Formen sollte man vor dem Runterschlucken zwei bis drei Minuten in die Mundschleimhaut einwirken lassen.

Dosierung: 100–200 mg Coenzym Q10 täglich (z. B. Ubiquinol) als Emulsion.

Weitere Anwendungsgebiete:

Alzheimer, chronisches Müdigkeitssyndrom, Diabetes mellitus, Makuladegeneration, Erkrankungen der Mitochondrien (Mitochondriopathien), Stress, Tinnitus.

7. Eisen

Spurenelement für ganzheitliche Fitness

Fühlen Sie sich häufig müde und schlapp, sind wenig belastbar und können sich nur schwer konzentrieren? Das könnte an einer schlechten Eisenversorgung liegen.

Eisen facht das innere Feuer an

Mit etwa 4 g ist Eisen das essenzielle Spurenelement, das am häufigsten im Körper vorkommt. Jede unserer Körperzellen braucht Eisen. Als elementarer Baustein des roten Blutfarbstoffs Hämoglobin ist es für den Sauerstofftransport im Blut und die Sauerstoffverwertung im zellulären Energiestoffwechsel unerlässlich. Eine gute Eisenversorgung ist deshalb die Voraussetzung für unsere Vitalität sowie für die optimale Funktion des Gehirns und des Immunsystems.

So hoch ist der Eisenbedarf

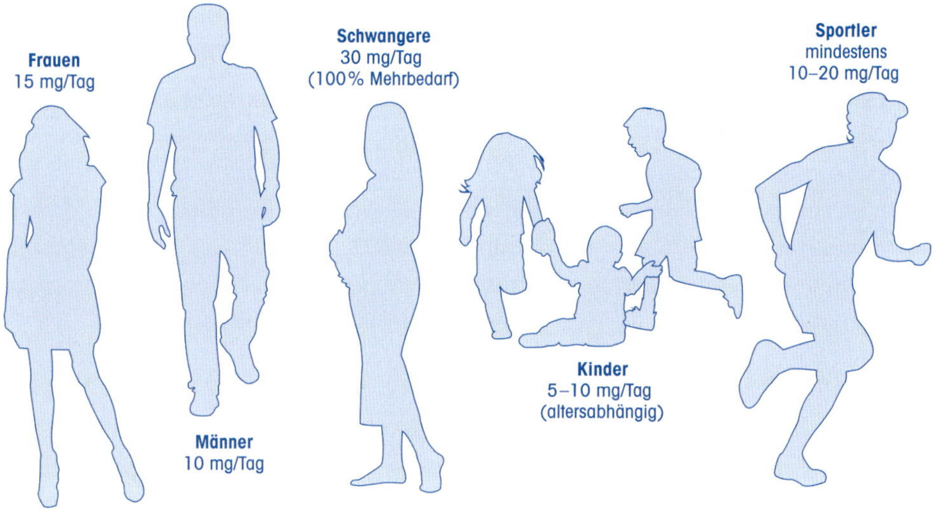

Wichtige Aufgaben und Funktionen von Eisen

- **Sauerstoffversorgung:** Sauerstofftransport (Hämoglobin), Sauerstoffspeicherung im Muskel (Myoglobin)
- **Energiestoffwechsel:** Energieproduktion in den Mitochondrien, Elektronentransport in der Atmungskette (ATP-Produktion)
- **Kollagensynthese:** Regeneration von Knochen, Knorpel und Bindegewebe
- **Produktion von Hormonen und Neurotransmittern:** Synthese des Schilddrüsenhormons L-Thyroxin aus Thyreoglobulin, Produktion von Nervenbotenstoffen (zum Beispiel Dopamin)
- **Entgiftungsprozesse:** Entgiftung durch eisenhaltige Enzyme (zum Beispiel freie Radikale durch die eisenabhängige Katalase)

Sauerstoffchauffeur mit Nebenjobs

Eisen ist das vierthäufigste aller Elemente und das häufigste Übergangsmetall auf der Erdoberfläche und in lebenden Organismen. Eisen ist für den Menschen überlebenswichtig und wird zu den Spurenelementen gerechnet. Hauptaufgabe des Eisens in unserem Körper ist der Sauerstofftransport aus der Lunge zum Ort der verschiedenen Körpergewebe und Organe. Die Neubildung von roten Blutkörperchen, die Erythropoese, ist absolut eisenabhängig. Die eisenhaltigen Proteine Hämoglobin und Myoglobin versorgen jede Zelle unseres Körpers mit dem für den Energiestoffwechsel lebenswichtigen Sauerstoff.
Eisen ist zusätzlich an der Produktion von Hormonen (zum Beispiel Schilddrüsenhormone) und Neurotransmittern (zum Beispiel Dopamin) beteiligt, an der Kollagensynthese sowie an zahlreichen Aktivitäten von Enzymen, die bei Entgiftungsprozessen und der Beseitigung freier Radikale (Katalase) eine Rolle spielen.

Eisenmangel – ein globales Problem

Eisenmangel ist neben dem Vitamin D-, Vitamin-A- und Jodmangel die häufigste Mangelerscheinung überhaupt. Über 30 Prozent der Weltbevölkerung, fast 2 Milliarden Menschen, sind davon betroffen. Von 1914 bis 2018 haben Lebensmitteln wie Kohl, grüner Salat, Tomaten und Spinat etwa 90 Prozent ihres Gehaltes an Eisen, Ma-

gnesium und Kalzium verloren. Eisenmangel tritt vor allem bei Mädchen, Schwangeren, Stillenden und Frauen mit starken Monatsblutungen auf sowie bei Vegetariern. Bis zu 75 Prozent der Frauen im Alter zwischen 14 und 50 Jahren sind nach aktuellen Studien nicht ausreichend mit Eisen versorgt. In der Schwangerschaft begünstigt ein Mangel an Eisen, aber auch ein Mangel an Vitamin D und Omega-3-Fettsäuren, das Risiko für ADHS bei Kindern.
Bei Sportlern ist Eisenmangel die häufigste Ursache für mäßige Leistungen und eine schlechte Regenerationsfähigkeit.

Kinder und Jugendliche brauchen mehr

Ein leichter Eisenmangel kann bei Kleinkindern im Alter von 12 bis 18 Monaten bereits zu deutlichen Störungen in der Intelligenzentwicklung führen. Kinder und Jugendliche in der Wachstumsphase sowie weibliche Teenager mit beginnender Menstruation leiden oft unter Eisenmangel, insbesondere wenn sie sich unausgewogen und dem Schlankheitstrend folgend kalorienarm ernähren. Essstörungen wie Magersucht, an der etwa 1 Prozent aller heranwachsenden Mädchen leiden, sind besonders problematisch für die Versorgung mit dem lebenswichtigen Spurenelement. In Phasen des Wachstums besteht ein erhöhter Eisenbedarf. Dies liegt daran, dass bei männlichen Jugendlichen innerhalb kurzer Zeit Muskelmasse und Blutvolumen stark zulegen. Bei weiblichen Jugendlichen sorgt die einsetzende Monatsblutung dafür, dass zusätzlich Eisen verloren geht, das nicht immer ausreichend über die Ernährung gedeckt werden kann. Dementsprechend ist die Eisenversorgung bei Jugendlichen häufig unzureichend. Laut der Nationalen Verzehrsstudie II (siehe Seite 11 ff.) erreichen 58 Prozent der weiblichen und 14 Prozent der männlichen Jugendlichen im Alter von 14 bis 18 Jahren nicht die Zufuhrempfehlungen für die tägliche Eisenaufnahme. Dies wird auch durch die Ergebnisse der HELENA-Studie (2008) unterstrichen, in der unter anderem der Eisenstatus von Jugendlichen aus zehn europäischen Ländern untersucht wurde.

Wichtig **Kinder brauchen genügend Eisen für ihr Wachstum und die Entwicklung der Intelligenz. Bei vegetarischer Ernährung kann das zum Problem werden!**

Die wichtigsten Risikogruppen

Risikogruppen und Risikofaktoren	Ursachen für erhöhten Bedarf
Kinder und Jugendliche	Wachstum, geistige Entwicklung
Frauen	Eisenverluste durch Monatsblutung
Schwangere, Stillende	Steigerung des Eisenbedarfs um 100 Prozent, Blutverluste bei der Geburt
Vegetarier	Geringer Eisengehalt der Nahrung
Ältere Menschen	Geringe Nahrungsaufnahme bei vermindertem Appetit
Sportler	Erhöhter Bedarf und Verlust (Urin, Schweiß)
Mangel an Vitamin D und/oder Vitamin A	Beide Prohormone sind wichtig für die Eisenverwertung und Resorption
Blutverlust (zum Beispiel Blutspenden, Operationen, Regelblutungen)	Eisenverlust durch Blutverlust
Arzneimittel (zum Beispiel Antazida, Säureblocker, Schmerzmittel, Antibiotika)	Störungen der Eisenaufnahme und Eisenverwertung, erhöhte Eisenverluste
Herzinsuffizienz	Störung des mitochondrialen Eisenhaushalts
Magen-Darm-Erkrankungen (zum Beispiel Colitis ulcerosa)	Störungen der Eisenaufnahme und Eisenverwertung, erhöhte Eisenverluste
Angeborene Stoffwechselstörungen (zum Beispiel Phenylketonurie)	Krankheitsbedingtes Meiden von tierischem Eiweiß
Schilddrüsenerkrankungen	Eisen steuert die Bildung von L-Thyroxin (zum Beispiel Hashimoto-Thyreoiditis)

Risikogruppen und Risikofaktoren

Wie bereits gesagt, sind Frauen, Kinder, Jugendliche und Sportler oft von Eisenmangel betroffen. Vegetarier sind häufig nicht ausreichend mit Eisen versorgt. Auch Kaffee, schwarzer Tee und Milch beeinträchtigen die Eisenaufnahme.

Eisenmangel kann auch durch eine krankheitsbedingte Störung der Eisenaufnahme (zum Beispiel Sprue/Zöliakie, Gastritis, Leaky-Gut-Syndrom) und okkulte Blutungen im Magen-Darm-Trakt (zum Beispiel Colitis ulcerosa, Magengeschwüre) entstehen. 1 ml Blut enthält etwa 0,5 mg Eisen, sodass Blutverluste (zum Beispiel durch Blutspenden, Hämorrhoiden, Regelblutungen) zu ausgeprägtem Eisenmangel füh-

Von Ernährungsgesellschaften empfohlene Eisenzufuhr

Alter	Eisen pro Tag
Säuglinge und Kinder	
0 bis unter 4 Monate	0,5 mg
4 bis unter 12 Monate	8 mg
1 bis unter 4 Jahre	8 mg
4 bis unter 7 Jahre	8 mg
10 bis unter 13 Jahre	12–15 mg
13 bis unter 15 Jahre	12–15 mg
Jugendliche und Erwachsene	
15 bis unter 19 Jahre	12–15 mg
19 bis unter 25 Jahre	10–15 mg
25 bis unter 51 Jahre	10–15 mg
51 bis unter 65 Jahre	10 mg
65 Jahre und älter	10 mg
Schwangere/Stillende	30 mg/20 mg

Wichtig: Eisenmangel in der Schwangerschaft steigert das Risiko für Frühgeburten und niedriges Geburtsgewicht! Während der Schwangerschaft entfällt zwar der menstruelle Blutverlust, aber es werden zusätzlich für den Fetus etwa 300 mg, für die Plazenta etwa 50 mg und für das vermehrte mütterliche Blutvolumen etwa 450 mg Eisen benötigt. Dementsprechend verdoppelt sich der Eisenbedarf von 15 auf 30 mg Eisen pro Tag.

ren. Auch einige Medikamente wie Magensäurepuffer und Abführmittel stören die Eisenaufnahme.

Symptome des Eisenmangels

Wer an Eisenmangel leidet, fühlt sich zunächst müde und erschöpft und wird anfällig für Infekte. Wichtige Organe wie Gehirn und Herz werden nicht mehr optimal mit Sauerstoff versorgt. Die geistige und körperliche Leistungsfähigkeit sinkt. Im Alter von 12 bis 18 Monaten kann eine Unterversorgung mit Eisen die Intelligenzentwicklung irreparabel stören. Bei Schulkindern können Lern- und Konzentrationsstörungen die Folge sein.

Eisenmangel beeinträchtigt die Energieproduktion in den Kraftwerken unserer Zellen, den Mitochondrien (wichtig bei Herzinsuffizienz). Es kommt zum allgemeinen und kardiopulmonalen Leistungsabfall. Typische Symptome sind leichte Ermüdbarkeit, innere Unruhe, Kopfschmerzen, Nervosität, Vergesslichkeit und eine erhöhte Kälteempfindlichkeit. Eine Unterversorgung mit Eisen kann sich durch Herzklopfen und einen schwachen, schnellen Puls äußern. Die Betroffenen leiden häufig unter Kurzatmigkeit bei körperlicher Belastung (zum Beispiel Treppensteigen). Besonders sensibel reagiert auch die Schilddrüse auf Eisenmangel. Haarausfall oder brüchi-

Eisengehalt in Lebensmitteln (Auswahl)

Lebensmittel	Eisengehalt (mg pro 100 g)
Bierhefe	18,0
Schweineleber	17,5
Linsen	8,0
Rinderleber	7,0
Haferflocken	5,8
Spinat	3,5
Roastbeef	3,0

ge Fingernägel können bei Frauen die Folge eines Eisenmangels sein. Schließlich kommt es zum ausgeprägten Eisenmangel mit Blutarmut (Eisenmangelanämie), im Fachjargon auch mikrozytäre hypochrome Anämie genannt.

Die tägliche Eisenration

Männer und Frauen sollten täglich 10 mg beziehungsweise 15 mg Eisen mit der Nahrung aufnehmen. Schwangere haben einen doppelt so hohen Eisenbedarf von 30 mg pro Tag. Bei Stillenden liegt der tägliche Eisenbedarf bei 20 mg Eisen.

Lebensmittel, die Eisen enthalten

Eisen aus Lebensmitteln tierischer Herkunft (Hämeisen) kann der Körper zu etwa 30 Prozent verwerten. Das in pflanzlicher Kost enthaltene Eisen (Nicht-Hämeisen) wird nur zu etwa 5 Prozent verwertet, da die darin enthaltenen Phosphate, Phytate und Oxalsäuren mit Eisen schwer lösliche Komplexe bilden. Die Kombination mit Vitamin C (zum Beispiel Fruchtsäfte) kann die Eisenaufnahme aus pflanzlicher Kost verbessern. Eisen organisch gebunden (zum Beispiel an Histidin, Gluconat, Picolinat) oder Curryblatteisen liefern dagegen gut resorbierbares Eisen.

Eisenpräparate bei erhöhtem Bedarf

Wer einen erhöhten Eisenbedarf hat, muss auf die ausreichende Zufuhr dieses essenziellen Spurenelementes achten. Nicht immer ist dies durch die Ernährung ausreichend möglich. Eisenpräparate mit guter Verfügbarkeit und einer ebenfalls guten Magen-Darm-Verträglichkeit sind zum Beispiel Eisengluconat, Curryblatteisen und Eisenfumarat.

- ⇨ Eine ergänzende Zufuhr durch ein ernährungsphysiologisch sinnvoll dosiertes Präparat (zum Beispiel 10 bis 25 mg Eisen, 1- bis 3-mal pro Tag) hilft bei der Erhaltung gesunder Eisenwerte.
- ⇨ Sind bereits Symptome vorhanden, die auf einen Mangel hinweisen, können höhere Zufuhrmengen – auch Eiseninfusionen beim Arzt – über mehrere Wochen die Speicher füllen.
- ⇨ Die Präparate sollten im deutlichen Zeitabstand vor den Mahlzeiten eingenommen werden. Die gleichzeitige Einnahme mit Vitamin C verbessert die Resorption und die Verträglichkeit.

Erfassung des Eisenstatus

Um den aktuellen Eisenstatus festzustellen, sollte der Arzt Ferritin, CRP und den löslichen Transferrin-Rezeptor (sTfR) labormedizinisch im Blut bestimmen lassen.
Ferritin ist nur ein Maß für den Eisenspeicher und kann durch Entzündungsprozesse verfälscht werden. Daher sollten zum Ferritin immer auch der Entzündungsparameter CRP sowie zur Untermauerung der Eisendiagnostik der lösliche sTfR-Gehalt beziehungsweise Ferritin-Index sowie die Leberwerte (zum Beispiel Gamma-GT [Gamma-Glutamyltransferase]) mit gemessen werden. Durch die gemeinsame Bestimmung von Ferritin und sTfR und nachfolgender Berechnung des Ferritin-Index kann zusätzlich zum Speichereisen auch das Funktionseisen (im Körper in aktiven biologischen Verbindungen gebundenes Eisen) beurteilt werden.
Bei einem schweren Eisenmangel sollte Eisen initial als Infusion gegeben werden, um den Eisen-Haushalt wieder in Gang zu bringen. Bewährt haben sich aufgrund der guten Verträglichkeit Präparate zur Infusion mit Eisen Carboxy Maltose (FCM). Eisenmenge 500–1000 mg Eisen (50 mg Eisen / ml: 10 ml = 500 mg Eisen; 20 ml = 1000 mg Eisen) – Minimale Verabreichungsdauer: 6–15 Min.; in 100–250 ml sterile 0,9 %-Kochsalzlösung (siehe auch www.viforpharma.com).

Anwendungsgebiete für Eisen

Schwangerschaft

Wirkung: Eisen reguliert den Sauerstofftransport, den zellulären Energiestoffwechsel sowie Reifungs- und Entwicklungsprozesse.

Besonderheiten: In der Schwangerschaft verdoppelt sich der Eisenbedarf einer Frau. Eisenmangel erhöht das Risiko für Frühgeburten, ein verringertes Geburtsgewicht und die Sterblichkeit bei Mutter und Kind. Eine ausreichende Versorgung mit Eisen in der Schwangerschaft verringert das Risiko des Kindes, an ADHS zu erkranken.

Dosierung: 10–20 mg Eisen (z. B. Eisengluconat, Curryblatteisen), 2- bis 3-mal pro Tag, oral.

Kindheit

Wirkung: Eisen bestimmt kindliche Reifungs- und Entwicklungsphasen (die körperliche Entwicklung, intellektuelle und soziale Reifungsprozesse).

Besonderheit: Kinder mit guter Eisenversorgung zeigen bessere schulische Leistungen (z. B. im Lesen, Rechnen und im verbalen Ausdruck).

Dosierung: 10–20 mg Eisen pro Tag, oral.

ADHS: Eisen für den Zappelphilipp

Wirkung: Kinder mit ADHS haben häufig Eisenmangel und einen gestörten Dopaminhaushalt. Eisen harmonisiert Nervenbotenstoffe (z. B. Dopamin), denn die Bildung von Dopamin aus der Aminosäure L-Tyrosin ist abhängig von Eisen.

Besonderheit: Eisen kann den Bedarf an Psychostimulanzien (z. B. Methylphenidat) verringern.

Dosierung: 10–20 mg Eisen pro Tag (z. B. Eisengluconat, Eisenpicolinat), oral.

Eisenmangelanämie

Wirkung: Verbesserung des Eisenstatus sowie der mitochondrialen, physischen und psychischen Leistungsfähigkeit.

Besonderheit: Eine Eisentherapie ist angezeigt bei erhöhtem Bedarf (z. B. in der Schwangerschaft, während der Blutwäsche, bei Colitis ulcerosa, bei einer dialysepflichtigen Niereninsuffizienz, bei häufigen Blutspenden und Leistungssport).

Dosierung: a) bei ausgeprägtem Eisenmangel: Eiseninfusionen beim Arzt (z. B. mit Eisencarboxymaltose, intravenös); b) begleitend: 20–50 mg Eisen pro Tag, oral (z. B. Eisengluconat, Eisen-Glycin-Sulfat-Komplex).

Haarausfall

Wirkung: Eisen fördert eine gesunde Entwicklung der Haare und Haarwurzeln.

Besonderheit: Diffuser Haarausfall bei Frauen ist häufig durch Eisenmangel bedingt. Gesundes Haarwachstum erfolgt erst ab einem Ferritinwert von 70 µg/l.

Dosierung: a) bei ausgeprägtem Eisenmangel: Eiseninfusionen beim Arzt (z. B. mit Eisencarboxymaltose, intravenös); b) begleitend: 20–50 mg Eisen pro Tag, oral (z. B. Eisengluconat, Eisen-Glycin-Sulfat-Komplex).

Kardiovaskuläre Erkrankungen: Herzinsuffizienz

Wirkung: Eisen verbessert die mitochondriale Leistungsfähigkeit der Herzmuskelzellen

Besonderheit: Ein leichter Eisenmangel ist nachteilig bei Herzinsuffizienz. Mit Eisen behandelte Patienten haben bessere Lebensqualität sowie eine bessere Belastbarkeit.

Dosierung: a) initial: Eiseninfusionen beim Arzt (z. B. mit Eisencarboxymaltose, intravenös); b) begleitend: 20–50 mg Eisen pro Tag, oral (z. B. Eisengluconat, Eisen-Glycin-Sulfat-Komplex, Curryblatteisen).

Phenylketonurie

Wirkung: Kompensation des Eisenmangels, der bei Phenylketonurie häufig ist.

Besonderheit: Patienten mit Phenylketonurie müssen häufig tierisches Eiweiß meiden, den Hauptlieferanten für Eisen. Auch Selen oder L-Carnitin ist bei ihnen häufig unzureichend vorhanden.

Dosierung: 20–50 mg Eisen pro Tag (z. B. Curryblatteisen, Eisengluconat), oral.

Restless-legs-Syndrom (RLS)

Wirkung: Eisen verbessert den Nervenbotenstoffwechsel (z. B. Dopamin).

Besonderheit: RLS-Patienten haben häufig einen schlechten Eisenstatus (Serum-Ferritin < 70 µg/l) bis hin zum Eisenmangel.

Dosierung: a) initial: Eiseninfusionen beim Arzt (z. B. mit Eisencarboxymaltose, intravenös); b) begleitend: 20–50 mg Eisen pro Tag, oral (z. B. Eisengluconat, Eisen-Glycin-Sulfat-Komplex, Curryblatteisen).

Sport (zum Beispiel Ausdauersportarten)

Wirkung: Eisen verbessert die Sauerstoffverwertung, den mitochondrialen Energiestoffwechsel sowie die physische und psychische Belastbarkeit.

Besonderheit: Im Sport ist Eisen der am stärksten leistungsbegrenzende Mikronährstoff. Der Eisenstatus sollte bei wettkampf-/leistungsorientierten Athleten (vor allem bei Frauen) 1- bis 2-mal pro Jahr kontrolliert werden (z. B. Ferritin, CRP, löslicher Transferrin-Rezeptor).

Dosierung: a) 10–30 mg Eisen pro Tag (z. B. Curryblatteisen, Eisengluconat), oral; b) bei Eisenmangel: Eiseninfusionen beim Arzt (z. B. mit Eisencarboxymaltose, intravenös).

Weitere Anwendungsgebiete:

Altenheimbewohner, Morbus Parkinson, Eisenmangel bei Krebs, bei Schilddrüsenerkrankungen (z. B. Hashimoto-Thyreoiditis).

8. Vitamin B_{12}

Essenzielle Nervennahrung

Vitamin B_{12} unterscheidet sich in zwei wesentlichen Punkten von den anderen Vitaminen aus der B-Gruppe. Einerseits kommt es in der Natur so gut wie nicht vor, sondern muss von Mikroorganismen in der Darmflora von Tieren (zum Beispiel Rind und Schwein) gebildet werden. Zum anderen kann es in unserem Körper im Gegensatz zu den anderen wasserlöslichen Vitaminen gespeichert werden. Körperspeicher sind vor allem die Leber und die Muskulatur, die beim gesunden Erwachsenen einen Gesamtvorrat von etwa 2 bis 5 mg Vitamin B_{12} aufweisen.

Die Speicher sind oft leer

Bei einer ausgewogenen Ernährung, die auch tierische Produkte (zum Beispiel Eier, Milch, Fleisch) beinhaltet, reichen die Vitamin-B_{12}-Vorräte über Jahre, da unser Körper täglich nur 3 bis 5 µg Vitamin B_{12} benötigt. Trotzdem zählt ein Vitamin-B_{12}-Mangel zu den klinisch am häufigsten zu behandelnden Vitaminmangelerkrankungen.

Das Vitamin mit dem Cobalt

Vitamin B_{12} wird auch als Cobalamin bezeichnet. Diesen Namen erhielt es von dem Cobalt-Atom, das den zentralen Baustein dieses komplexen Moleküls bildet. Das Vitamin existiert in zwei Formen, die als Coenzyme wirksam sind: *Methyl*cobalamin (Wirkform im Zytosol) und *Adenosyl*cobalamin (Wirkform in den Mitochondrien).

- ⇨ Adenosylcobalamin spielt eine zentrale Rolle beim Abbau und bei der energetischen Verwertung bestimmter Fett- und Aminosäuren in den Mitochondrien. Weil daran auch Biotin beteiligt ist, kann ein Biotinmangel die Wirkung von Vitamin B_{12} beeinträchtigen.
- ⇨ Methylcobalamin übernimmt eine wichtige Aufgabe bei der Übertragung von Methylgruppen im Stoffwechsel, die an der Homocysteinentgiftung beteiligt sind.

Zu den wichtigsten Aufgaben von Vitamin B_{12} gehören die Ausreifung neuer Zellen und roter Blutkörperchen, der Abbau des Zellgiftes Homocystein, die Synthese der schützenden Myelinscheiden, in denen die Nerven ihre Impulse im Körper weiterleiten, sowie der Aufbau unserer Erbanlagen und unseres Nervensystems. Auch die Umwandlung der Folsäure in ihre stoffwechselaktive Form Tetrahydrofolsäure ist von Vitamin B_{12} abhängig.

Vitamin-B_{12}-Mangel ist weitverbreitet

Die Häufigkeit eines Vitamin-B_{12}-Mangels wird in der schulmedizinischen Praxis bisher zu wenig beachtet und grundsätzlich unterschätzt. Das beruht vorrangig auf den immer wiederkehrenden Aussagen, die Bevölkerung sei ausreichend mit Vitamin B_{12} versorgt. Repräsentative Daten zum Ernährungsverhalten in Deutschland gibt die Nationale Verzehrsstudie II (2008), in der auch die Vitaminversorgung untersucht wurde. Es zeigte sich bei einer beachtlichen Anzahl von Personen unterschiedlichen Alters und Geschlechts eine Unterversorgung mit Vitamin B_{12} und damit ein Risiko für Vitamin-B_{12}-Mangelzustände mit Krankheitswert allein durch Fehlernährung.
Insbesondere ältere Personen, Patienten unter Langzeitmedikation und mit neurologischen Störungen können von einer therapiebegleitenden Vitamin-B_{12}-Gabe profitieren. Die kognitive Leistungsfähigkeit kann durch Vitamin B_{12} verbessert und das Risiko einer Hirnatrophie (Gehirnschwund) verringert werden.

Häufigkeit des Vitamin-B_{12}-Mangels

Anzahl der Personen in Prozent, deren Vitamin-B_{12}-Zufuhr über die Nahrung unterhalb der Referenzwerte lag.
Neue Schätzwerte (Deutschland, Österreich und Schweiz): Jugendliche und Erwachsene 4,0 µg, Schwangere 4,5 µg, Stillende 5,5 µg Vitamin B_{12} pro Tag.

Geschlecht	Alter in Jahren				
	19–24	25–34	35–50	51–64	65–80
Männer	7,4 %	6,8 %	8,4 %	7,9 %	9,8 %
Frauen	32,7 %	26,4 %	24,5 %	23,0 %	26,3 %

Ursachen des Mangels

Die Ursachen des Vitamin-B_{12}-Mangels sind vielseitig und können in vier Gruppen eingeteilt werden. In der Mehrzahl der Fälle handelt es sich um eine Malabsorption.

- ⇨ Ernährungsbedingter Mangel durch unzureichende Aufnahme von Vitamin B_{12} mit der Nahrung. Risikogruppen dafür sind Alkoholiker, Vegetarier/Veganer und ältere Menschen.
- ⇨ Malabsorption (Störungen der Aufnahme von Vitamin B_{12}) durch Fehlen des intrinsischen Faktors *(Intrinsic Faktor),* eines Transportproteins, oder von Parietalzellen wie bei der perniziösen Anämie, der atrophischen Gastritis oder dem Postgastrektomie-Syndrom; Störung der Freisetzung von Vitamin B_{12} aus der Nahrung durch Magensäuremangel (zum Beispiel bei längerfristiger Einnahme von Säureblockern, H_2-Antagonisten); medikamentöse Wechselwirkungen (zum Beispiel Metformin, N_2O).
- ⇨ Darmerkrankungen wie tropische Sprue, Morbus Crohn, Zollinger-Ellison-Syndrom, Imerslund-Gräsbeck-Syndrom sowie nach einer Darmresektion und einem intestinalen Bypass; ebenso bei bakterieller Überwucherung (zum Beispiel Helicobacter pylori) oder beim Befall durch Fischbandwurm.

Risikogruppen für einen Vitamin-B_{12}-Mangel

Dazu gehören generell ältere Menschen über 65 Jahre. Grund dafür ist, dass im Alter nicht mehr genug *Intrinsic Factor* im Magen gebildet wird. Dieser Vitamin-B_{12}-Transporter ist für die Aufnahme des Vitamins aus der Nahrung verantwortlich. Fehlt er, treten Resorptions- und Verwertungsprobleme im Magen-Darm-Trakt auf. In Untersuchungen an älteren Patienten mit Vitamin-B_{12}-Mangel hatten 53 Prozent eine Malabsorption (mangelnde Vitamin-B_{12}-Aufnahme) und 33 Prozent eine perniziöse Anämie (Blutarmut aufgrund eines Vitamin-B_{12}-Mangels). Außerdem haben ältere Menschen häufig eine atrophische Gastritis (Magenschleimhautentzündung) oder einen anderweitig bedingten Mangel an Magensäure.

Gefährdet sind im Übrigen alle Patienten mit Magen-Darm-Erkrankungen, zum Beispiel chronischer Gastritis durch das Bakterium Helicobacter pylori, Refluxkrankheit, Morbus Crohn, nach der Entfernung des Magens, bei Fischbandwurmbefall oder Sprue.

Auch die Behandlung mit Medikamenten wie Säureblockern oder Metformin kann zu einem Vitamin-B_{12}-Mangel führen.

Die wichtigsten Risikogruppen im Überblick

- ältere Personen,
- Vegetarier und Veganer,
- Personen mit Magen-Darm-Erkrankungen,
- Personen mit einem erhöhten Bedarf an Vitamin B_{12} (Schwangere, Stillende, Patienten mit Autoimmunerkrankungen oder HIV-Infektion),
- Patienten mit Hashimoto-Thyreoiditis,
- Patienten mit Diabetes mellitus Typ 1 und Typ 2,
- Patienten mit Nierenerkrankungen,
- Patienten, die langfristig Säureblocker, H_2-Antagonisten oder Metformin einnehmen.

Vegetarier und Veganer haben ein erhöhtes Risiko, einen Vitamin-B_{12}-Mangel zu entwickeln, weil nur tierische Nahrungsprodukte relevante Vitamin-B_{12}-Quellen sind. Vor allem Veganer, die auch keine Eier und Milchprodukte essen, sind betroffen. In einer Untersuchung waren die Anzeichen eines Vitamin-B_{12}-Mangels im Blut eindeutig (mehr zu den Laborparametern siehe Seite 110 f.):

- erhöhte Methylmalonsäurewerte: 63 Prozent der Lakto- und Ovo-Lakto-Vegetarier, 86 Prozent der Veganer,
- erniedrigte Holotranscobalaminwerte: 73 Prozent der Lakto- und Ovo-Lakto-Vegetarier, 90 Prozent der Veganer.

Medikamente und Vitamin B_{12}

- Auf Säureblocker, die vor allem gegen Sodbrennen helfen, entfallen über 60 Prozent des Umsatzes mit Magen-Darm-Mitteln. Bei Patienten, die längere Zeit mit Säureblockern (zum Beispiel Omeprazol) behandelt werden, sollte ein besonderes Augenmerk auf die Vitamin-B_{12}-Versorgung gerichtet werden. Diese Protonenpumpenhemmer vermindern die Magensäuresekretion und damit die Freisetzung von Vitamin B_{12} aus Nahrungsmitteln. Das führt häufig zu einem Vitamin-B_{12}-Mangel.

⇨ Metformin wird vor allem in der Therapie von Typ-2-Diabetikern eingesetzt. In früheren klinischen Studien wurde immer wieder beobachtet, dass es während der Langzeittherapie mit Metformin zu einer Vitamin-B_{12}-Malabsorption und zu einem Abfall der Vitamin-B_{12}-Serumspiegel um bis zu 30 Prozent kam. Metformin stört die Vitamin-B_{12}-Aufnahme im Dünndarm und steigert dadurch den Bedarf an Vitamin B_{12}.

Symptome eines Mangels

Ein moderater Vitamin-B_{12}-Mangel äußert sich häufig vor allem durch Nervenstörungen mit Symptomen wie Kribbeln und eingeschlafenen Füßen oder Händen, durch Gedächtnisstörungen sowie Stimmungsschwankungen, Reizbarkeit und Abgeschlagenheit. Auch Störungen der mitochondrialen Energiegewinnung (Mitochondriopathien) können auftreten.
Ein fortgeschrittener Vitamin-B_{12}-Mangel führt infolge der Störung der Zellreifung im Knochenmark zu Blutarmut mit den charakteristischen übernormalgroßen roten Blutkörperchen, auch hyperchrome makrozytäre Megaloblastenanämie genannt.
Bei Veganern äußert sich bereits ein leichter Vitamin-B_{12}-Mangel in einem Anstieg des giftigen Homocysteins im Blut.

Empfehlungen für die tägliche Zufuhr

Jugendliche und Erwachsene sollten nach den neuen Schätzwerten der DGE 4 µg, Schwangere 4,5 µg und Stillende 5,5 µg Vitamin B_{12} pro Tag aufnehmen.
Älteren Menschen mit einer atrophischen Gastritis kann die zusätzliche Aufnahme von 100 µg Vitamin B_{12} pro Tag in Form von Nahrungsergänzungsmitteln empfohlen werden. Infolge der Atrophie der Magenschleimhaut steht bei ihnen zu wenig Intrinsic Factor (IF) zur Verfügung, mit dessen Hilfe Vitamin B_{12} aktiv (Resorptionsquote: ungefähr 99 Prozent) resorbiert wird. Damit ein relevanter Anteil des Vitamins noch passiv (Resorptionsquote: ungefähr 1 Prozent) aufgenommen werden kann, sollte die Tagesdosierung wenigstens 100 µg Vitamin B_{12} betragen.

Nebenwirkungen

Vitamin B_{12} besitzt auch in hoher Dosierung (zum Beispiel 5 mg pro Tag) eine sehr geringe Toxizität. Allerdings zeigen aktuelle Studien, dass die unbegründete (ohne Indikation) und dauerhafte Einnahme von hoch dosierten Vitamin-B_{12}-Präparaten, wie sie in unzähligen frei verkäuflichen Nahrungsergänzungsmitteln enthalten ist, möglicherweise das Risiko für Lungenkrebs steigern kann (Fanidi, *International Journal of Cancer*, 2018).

Bei parenteraler Applikation (Verabreichung per Spritze oder Infusion) können in Einzelfällen Hautreaktionen wie Akne und Ekzeme oder andere Überempfindlichkeitsreaktionen (etwa ein anaphylaktischer Schock) vorkommen. Biotin kann diese Nebenwirkungen verringern.

Folsäure und Vitamin B_{12}

Vitamin B_{12} spielt für den Folsäurekreislauf im Körper eine wichtige Rolle. Die Einnahme eines Folsäurepräparats kann dazu führen, dass ein Vitamin-B_{12}-Mangel nicht rechtzeitig erkannt wird. Zu einer Vitamin-B_{12}-Mangelanämie (einer perniziösen Anämie) kommt es aber in der Regel erst bei einer hoch dosierten Folsäureaufnahme von mindestens 5 mg pro Tag, während eine tägliche Zufuhr von bis zu 1 mg normalerweise unproblematisch ist (siehe Seite 63: »Folsäure sorgfältig dosieren«).

Den Mangel sicher erkennen: Erweiterte Labordiagnostik

Die Diagnose eines Vitamin-B_{12}-Mangels erfolgt in der Arztpraxis üblicherweise durch die Bestimmung des Vitamin-B_{12}-Spiegels im Blutserum (Cobalaminspiegel). Das ist ein kostengünstiger Parameter, der aber nur bedingt aussagekräftig ist, besonders bei Vitamin-B_{12}-Spiegeln von weniger als 450 ng/l.

In der Schulmedizin werden die normalen Referenzwerte von Vitamin B_{12} im Blutserum mit 200 bis 1000 ng/l angegeben. Allerdings kann bereits bei Blutwerten ab 450 ng/l ein funktioneller Vitamin-B_{12}-Mangel vorliegen, das heißt, es kann durch einen latenten Mangel an Vitamin B_{12} schon zu Vitamin-B_{12}-abhängigen Funktionsstörungen im Stoffwechsel kommen. Deshalb sind bei Werten unter 450 ng/l weitere Untersuchungen erforderlich.

Erhöhter Methylmalonsäurewert

Die Methylmalonsäure (MMA, engl. *Methylmalonic acid*) ist ein sehr empfindlicher funktioneller Laborparameter für den Vitamin-B_{12}-Status. Die MMA ist ein Stoffwechselprodukt, das zu seiner Umsetzung Vitamin B_{12} benötigt. Fehlt Vitamin B_{12}, dann steigt die MMA erheblich an. Das ermöglicht auch die Erfassung eines funktionellen Vitamin-B_{12}-Mangels, bei dem trotz normaler Vitamin-B_{12}-Spiegel im Blutserum erhöhte MMA-Werte und klinische Symptome eines Vitamin-B_{12}-Mangels in

Wichtig **Die Bestimmung von Methylmalonsäure und Homocystein sind besonders bei einem diagnostisch unklaren Vitamin-B_{12}-Mangel zu empfehlen. Wenn diese Metaboliten im Normalbereich sind, dann kann ein Vitamin-B_{12}-Mangel mit nahezu 100-prozentiger Sicherheit ausgeschlossen werden.**

Form von neurologischen und/oder hämatologischen Störungen auftreten können.
MMA kann im Serum und im Urin gemessen werden. Im Unterschied zur Labordiagnostik der Cobalaminspiegel im Blutserum, die nur bei ernährungsbedingtem Vitamin-B_{12}-Mangel und Störungen der Resorption von Vitamin B_{12} gut anspricht, ermöglicht die Bestimmung der MMA auch die Erfassung seltener Störungen im Transport von Vitamin B_{12}, in der intrazellulären Synthese des aktiven Adenosylcobalamin und von genetisch bedingten Enzymdefekten (zum Beispiel Methylmalonyl-CoA-Mutase).
Bei eingeschränkter Nierenfunktion kann die MMA jedoch ebenfalls erhöht sein. Deshalb sollte zusätzlich der Nierenfunktionswert Kreatinin bestimmt werden, um eine ausreichende Funktionsfähigkeit der Niere sicherzustellen.

Niedriger Holotranscobalaminspiegel

Vitamin B_{12} ist im Blut überwiegend an die Proteine Transcobalamin und Haptocorrin gebunden. Nur der an Transcobalamin gebundene kleinere Teil (etwa 10 bis 25 Prozent) ist biologisch verfügbar und aktiv. Dieser Komplex von Transcobalamin und Vitamin B_{12} wird Holotranscobalamin (Holo-TC) genannt. Bei Vitamin-B_{12}-Mangel ist der Holo-TC-Anteil erniedrigt. Werte von unter 50 pmol/l sprechen für einen Mangel an Vitamin B_{12}. Bei Werten, die höher als 75 pmol/l liegen, ist ein Vitamin-B_{12}-Mangel unwahrscheinlich.
Ein erniedrigter Holo-TC-Spiegel gilt als der früheste Marker eines Vitamin-B_{12}-Mangels.

Zu viel Homocystein im Plasma

Ein weiterer indirekter funktioneller Parameter des Vitamin-B_{12}-Status ist das Homocystein im Blutplasma. Diese potenziell toxische Aminosäure entsteht bei der

Verstoffwechselung der essenziellen Aminosäure L-Methionin, wozu Vitamin B_{12} erforderlich ist. Bei einem Mangel an Vitamin B_{12} kommt es zur Anreicherung und damit zu erhöhten Blutwerten von Homocystein. Ein Homocystein-Plasmaspiegel von > 9 µmol/l ist ein Hinweis auf einen möglichen Mangel an Vitamin B_{12}.
Homocystein ist jedoch kein spezifischer Marker für einen Vitamin-B_{12}-Mangel, da auch ein Mangel an Folsäure und/oder Vitamin B_6 zur Erhöhung des Homocysteinspiegels beitragen kann.

Anwendungsgebiete für Vitamin B_{12}

Schwangerschaft/Stillzeit:

Wirkung: Vitamin B_{12} reguliert mit Folsäure die gesunde Entwicklung des Kindes.

Besonderheiten: Ein Mangel an Vitamin B_{12} in der Schwangerschaft kann beim Säugling zu Störungen des Wachstums, zu schwerer Hemmung der psychomotorischen Entwicklung, zu Muskelhypotonie und Hirnatrophie führen.

Dosierung: 10–50 µg Vitamin B_{12} pro Tag zusammen mit Folsäure (bereits in der Phase der Schwangerschaftsplanung).

Demenz und Depressionen

Wirkung: Vitamin B_{12} reguliert die Hirnentwicklung und beugt einer Hirnatrophie vor. Auch der Neurotransmitterhaushalt (z. B. Serotonin) wird verbessert.

Besonderheiten: Ein Vitamin-B_{12}-Mangel kann das geistige und körperliche Leistungsvermögen sowie die körpereigene Abwehr vermindern; das Risiko für eine Hirnatrophie, Demenz und Depression steigt um das 6-Fache.

Dosierung: 100–500 µg Vitamin B_{12} täglich (z. B. Methylcobalamin).

Diabetes mellitus

Wirkung: Vitamin B_{12} kompensiert den krankheitsbedingten erhöhten Bedarf, verbessert die Energieversorgung und den gestörten Nervenstoffwechsel, senkt erhöhte Homocysteinwerte und das Risiko für Folgeschäden.

Besonderheit: Medikamente gegen Diabetes (z. B. Metformin) verursachen einen Mangel an Vitamin B_{12} und/oder an Folsäure.

Dosierung: 500–1000 µg Vitamin B_{12} täglich (z. B. Methylcobalamin) oder 1- bis 2-mal pro Jahr ärztliche Laborkontrolle – auch des Homocysteinspiegels – und Vitamin-B_{12}-Spritzen in die Muskulatur (z. B. 2000 µg Hydroxocobalamin, 2- bis 4-mal pro Jahr).

Hashimoto-Thyreoiditis

Wirkung: Die Supplementierung von Vitamin B_{12} kompensiert dessen krankheitsbedingten erhöhten Bedarf.

Besonderheit: Patienten mit Hashimoto-Thyreoiditis haben häufig auch eine Autoimmunerkrankung des Magen-Darm-Traktes und können daher das Vitamin aus der Nahrung nur schlecht aufnehmen.

Dosierung: 500–1000 µg Vitamin B_{12} täglich (z. B. Methylcobalamin) oder 1- bis 2-mal pro Jahr ärztliche Laborkontrolle und Vitamin-B_{12}-Spritzen in die Muskulatur (z. B. 1000–2000 µg Hydroxocobalamin, 2- bis 4-mal pro Jahr).

Kardiovaskuläre Erkrankungen (zum Beispiel Bluthochdruck)

Wirkung: Die Supplementierung von Vitamin B_{12} kompensiert dessen krankheitsbedingten erhöhten Bedarf, senkt erhöhte Spiegel des gefäß- und kardiotoxischen Homocysteins.

Besonderheit: Homocystein ist ein unabhängiger Risikofaktor für kardiovaskuläre Mortalität, Schlaganfall, Hirnatrophie, Osteoporose und Makuladegeneration.

Dosierung: 200–500 µg Vitamin B_{12} täglich (z. B. Methylcobalamin) oder 1- bis 2-mal pro Jahr ärztliche Laborkontrolle – auch des Homocysteinspiegels – und Vitamin-B_{12}-Spritzen in die Muskulatur (z. B. 1000–2000 µg Hydroxocobalamin).

Medikation mit Metformin oder Säureblockern

Wirkung: Bei der Einnahme von Metformin oder Säureblockern empfiehlt sich die Einnahme von Vitamin B_{12}, um den medikamentös erhöhten Bedarf zu kompensieren.

Besonderheit: Medikamente gegen Diabetes (z. B. Metformin) oder Säureblocker (z. B. Omeprazol) verursachen einen Mangel an Vitamin B_{12} und/oder an Folsäure.

Dosierung: 500–1000 µg Vitamin B_{12} täglich (z. B. Methylcobalamin) oder 1-mal pro Jahr ärztliche Laborkontrolle – auch des Homocysteinspiegels – und Vitamin-B_{12}-Spritzen in die Muskulatur (z. B. 2000 µg Hydroxocobalamin).

Mitochondriale Erkrankungen

Wirkung: Vitamin B_{12} und Biotin verbessern gemeinsam den mitochondrialen Energiestoffwechsel der Zellen.

Besonderheit: Bei Mitochondriopathien wie Herzinsuffizienz, multiple Sklerose oder neurodegenerativen Erkrankungen (z. B. Morbus Parkinson) sollte auf eine gute Versorgung mit Vitamin B_{12} geachtet werden.

Dosierung: 500–1000 µg Vitamin B_{12} täglich (z. B. Methylcobalamin) oder 1- bis 2-mal pro Jahr ärztliche Laborkontrolle – auch des Homocysteinspiegels – und Vitamin-B_{12}-Spritzen in die Muskulatur oder intravenös (z. B. Adenosylcobalamin, Hydroxocobalamin).

Nervenschmerzen

Wirkung: Vitamin B_{12} wirkt schmerzlindernd und kann die Nervenregeneration fördern.

Besonderheit: In der Therapie von Neuralgien (z. B. Fazialisparese, Zoster-Neuralgie, Trigeminusneuralgie) werden vor allem Injektionen mit Vitamin B_{12} (z. B. Cyano-, Methyl-, Hydroxocobalamin) mit Vitamin B_1 und Vitamin B_6 eingesetzt.

Dosierung: 1000–2000 µg Vitamin B_{12} subkutan, intramuskulär oder intravenös durch den Arzt.

Perniziöse Anämie

Wirkung: Vitamin B_{12} kompensiert den Mangel bei dieser klassischen Vitamin-B_{12}-Mangelerkrankung.

Besonderheit: Durch eine chronische Magenschleimhautentzündung kann der Körper nicht genug Magensaft bilden und Vitamin B_{12} aufnehmen. Etwa 80 % der 80-Jährigen sind von dieser Gastritis betroffen. In etwa 10 % der Fälle ist eine Autoimmunerkrankung (z. B. Hashimoto-Thyreoiditis) die Ursache. Symptome: Zungenbrennen (Glossitis), eingerissene Mundwinkel (Mundwinkelrhagaden), leichte Gelbfärbung der Haut (Ikterus), Schwellung der Milz und Leber, Schädigung der Myelinscheiden der Nerven (funikuläre Myelose), neurologische Symptome wie Empfindungsstörungen an den Händen und Füßen, Gangunsicherheit, Muskelschwund und Spastik.

Dosierung: Vitamin-B_{12}-Injektionen (z. B. 1000–2000 µg) in länger werdenden Abständen im Rahmen einer Therapie durch den Arzt.

Weitere Anwendungsgebiete:

Altenheimbewohner, Morbus Alzheimer, Morbus Parkinson, Vitamin-B_{12}-Mangel bei Krebs, Schilddrüsenerkrankungen (z. B. Hashimoto-Thyreoiditis).

9. Zink

Der ultimative Alleskönner

Wussten Sie, dass etwa die Hälfte der deutschen Bevölkerung nicht genug Zink aufnimmt? Ohne Zink läuft jedoch in unserem Körper gar nichts.

Unverzichtbares Spurenelement im Stoffwechsel

Als Bestandteil und Aktivator von über 3000 Enzymen ist das Spurenelement an nahezu allen Stoffwechselprozessen beteiligt. Zink stärkt unser Immunsystem und macht es schlagkräftig gegen Erkältungen und Infektionskrankheiten.
Beim Eiweißaufbau und bei der Zellerneuerung ist das Spurenelement von überragender Bedeutung, denn Zink steuert die Übertragung von Erbinformationen bei der Zellteilung. Deshalb ist es für das normale Wachstum, die Fortpflanzung, die Entwicklung der Organe und des Gehirns sowie für die Wundheilung unerlässlich. Schöne Haut, gesunde Haare und feste Fingernägel sind auf eine gute Zinkversorgung angewiesen!
Bei der Produktion zahlreicher Hormone (zum Beispiel Insulin) und Neurotransmitter (zum Beispiel Serotonin) hat Zink seine Finger im Spiel und kann mit körpereigenen Hormonen Komplexe bilden (zum Beispiel den Zink-Insulin-Komplex). Die für die zelluläre Immunantwort verantwortlichen T-Lymphozyten machen im Thymus mithilfe von Zink unter dem Einfluss des Peptidhormons Thymulin (→ Zink-Thymulin-Komplex) einen Reifungsprozess durch. Für gute Laune und die Wahrnehmung unserer Umwelt brauchen wir daher Zink. Auch Sehen, Hören, Riechen und Schmecken sind von einer guten Zinkversorgung abhängig.
Zink ist zudem ein wichtiger Schutzfaktor gegen Schwermetallbelastungen und gegen den Angriff aggressiver freier Radikale. Auch der Säure-Basen-Haushalt ist auf das Spurenelement angewiesen. Ohne Zink wäre der Körper nicht in der Lage, Kohlendioxid über die Lunge auszuscheiden. Zink wirkt auch als Co-Faktor der Superoxid-Dismutase (SOD) antientzündlich und antioxidativ.
In der Mikronährstoffmedizin wird Zink vor allem zur Stärkung des Immunsystems (zum Beispiel bei Erkältungskrankheiten und Krebs) sowie bei Allergien (zum Beispiel bei Heuschnupfen), bei Diabetes mellitus, Hauterkrankungen (zum Beispiel Neurodermitis oder Akne) und bei Haarausfall eingesetzt.

Anteil von Zink im Körper

Körperteil	Zinkanteil
Skelettmuskulatur	60 %
Skelett	25 %
Leber	4 %
Lunge, Haut	je 2 %
Vollblut	1 %
Niere, Gehirn, Zähne	je 1 %
Haare	< 1 %
Gastrointestinaltrakt, Prostata	je < 1 %

Vielfältige Aufgaben im Organismus

Zink übernimmt als strukturgebendes Ion und Co-Faktor von über 3000 enzymatischen Reaktionen des Kohlenhydrat-, Eiweiß-, Fett- und Nukleinsäurestoffwechsels (Erbinformation, DNA-Synthese) eine elementare Funktion in unserem Organismus. Enzyme (Biokatalysatoren) bringen unseren Stoffwechsel erst in Gang und bewahren uns vor überschießenden Reaktionen. Ohne Zink wäre die Aktivität vieler Enzyme nicht möglich.

Für ein schlagkräftiges Immunsystem ist Zink von zentraler Bedeutung, denn es unterstützt die Entwicklung und Aktivierung der Immunzellen. Ein Zinkmangel führt zu einer immunologischen Fehlfunktion und damit zu einer erhöhten Anfälligkeit für virale und allergisch bedingte Erkrankungen (zum Beispiel Erkältungs-, Grippe- und Herpesviren).

Zink ist für die Zellteilung und Stabilisierung der Zellwände von zentraler Bedeutung. Vor allem schnell wachsende Gewebe wie die Schleimhäute sind auf eine gute Zinkzufuhr angewiesen. Beim Heranwachsen des Fötus im Mutterleib, beim Wachstum von Haut- und Haarzellen sowie bei der Wundheilung ist Zink unerlässlich. Die Hormonproduktion (zum Beispiel Wachstumshormon, Sexualhormone) wird durch Zink gesteuert. Zink ist daher mitverantwortlich für die Entwicklung der Geschlechtsorgane, der Spermien und der befruchtungsfähigen Eier der Frau.

Für die Bildung und Speicherung des Insulins in der Bauchspeicheldrüse ist Zink besonders wichtig. Störungen des Zuckerstoffwechsels werden durch eine schlechte Zinkversorgung verstärkt. Daher sollten gerade Diabetiker auf ihren Zinkhaushalt achten! Zusätzlich ist Zink für die Bildung des Retinol bindenden Proteins (RBP) wichtig. Daher sind die Speicherung und Verteilung von Vitamin A (Retinol) im Körper an Zink gebunden. Zinkmangel beeinträchtigt also genauso wie ein Mangel an Vitamin A den Sehvorgang. Als Co-Faktor der Superoxid-Dismutase (SOD) schützt Zink zudem unsere Zellen vor oxidativen Schäden durch freie Sauerstoffradikale.

Funktionen von Zink im Überblick

- ⇨ **Immunsystem:** Stärkung des Abwehrsystems, Produktion von Abwehrzellen, hemmt Virusvermehrung (zum Beispiel Erkältungsviren)
- ⇨ **Glukose-/Insulinstoffwechsel:** Speicherung von Insulin, Glukoseverwertung (wichtig für Diabetiker)
- ⇨ **Zellwachstum/-entwicklung:** Übertragung der Erbinformation, Stabilisierung der DNA, Proteinsynthese, Körperwachstum, Schleimhautschutz, Knochenaufbau, Transkriptionsfaktoren, Steuerung der Genexpression
- ⇨ **Fortpflanzung:** Fruchtbarkeit, Entwicklung männlicher Geschlechtsorgane
- ⇨ **Alkoholentgiftung:** Alkoholdehydrogenase
- ⇨ **Vitamin-A-Stoffwechsel:** Bildung des Retinol bindenden Proteins (RBP), Vitamin-A-Speicherung und -verwertung, Sehvorgang
- ⇨ **Haut, Haare, Nägel:** Wundheilung, Aufbau der gesunden Haut- und Haarstruktur, kräftige Nägel
- ⇨ **Zellschutz:** Aktivierung von Zellen, Stabilisierung von Zellmembranen, Zellschutz vor freien Radikalen (Superoxid-Dismutase, SOD)
- ⇨ **Hormone:** Hormonproduktion (zum Beispiel Testosteron, Wachstumshormon, Insulin)
- ⇨ **Schwermetallentgiftung:** Bindung von Schwermetallen und Ausleitung aus dem Körper
- ⇨ **Säure-Basen-Haushalt:** Bildung von Kohlensäure (Carboanhydrase)

Zink fehlt uns häufig

Zink ist neben Jod und Selen das am häufigsten fehlende Spurenelement. Laut der Nationalen Verzehrsstudie II (siehe Seite 11 ff.) erreichen 32 Prozent der Männer und 21 Prozent der Frauen nicht die vonseiten der Deutschen Gesellschaft für Ernährung (DGE) empfohlene tägliche Zinkzufuhr von 10 mg.

Alte und neue Zufuhrempfehlungen

Bisherige Zufuhrempfehlungen für Zink:

Jahr	Männer	Frauen	Schwangere	Stillende
bis 2000	15 mg/Tag	12 mg/Tag	20 mg/Tag	25 mg/Tag
2000 - 06/2019	10 mg/Tag	7 mg/Tag	10 mg/Tag	11 mg/Tag

Da eine hohe Phytatzufuhr die Bioverfügbarkeit von Zink um bis zu 45 % verringert, wurden im Juli 2019 die Zufuhrempfehlungen erneut aktualisiert:

	Empfohlene Zufuhrempfehlung für Zink/Tag	
Phytataufnahme/Tag	Männer	Frauen
330 mg/Tag (gering)	11 mg/Tag	7 mg/Tag
660 mg/Tag (mittel)	14 mg/Tag	8 mg/Tag
990 mg/Tag (hoch)	16 mg/Tag	10 mg/Tag

Der individuelle Zink-Bedarf kann gegenüber diesen Durchschnittswerten krankheits- und medikationsbedingt deutlich höher liegen. Daher dürften die aktuellen Zufuhrempfehlungen für Zink für weite Teile der Bevölkerung mit Sicherheit zu gering sein!

Ursachen eines Zinkmangels im Überblick

- ⇨ unzureichende Zufuhr,
- ⇨ Resorptionsstörungen im Darm,
- ⇨ Funktionsstörungen von Leber oder Pankreas,
- ⇨ erhöhte Verluste,
- ⇨ erhöhter Bedarf.

So äußert sich Zinkmangel

Mögliche Symptome bei leichtem Zinkmangel:

- ⇨ Störung der Immunabwehr, erhöhte Infektanfälligkeit,
- ⇨ weißfleckige Nägel, brüchige Fingernägel und Haare, diffuser Haarausfall beziehungsweise dünnes Haar,
- ⇨ verzögerte Wundheilung, Schleimhautentzündungen,
- ⇨ Störungen der Geruchs- und Geschmacksempfindung.

Symptome bei stärkerem Zinkmangel:

- ⇨ Wachstums- und Entwicklungsstörungen, Gewichtsverlust, Hyperammonämie (krankhaft erhöhter Ammoniumgehalt im Blut),
- ⇨ Fertilitätsstörungen wie Hypogonadismus (Unterfunktion der Hoden), unzureichende Eireifung, mangelndes sexuelles Interesse,
- ⇨ neurologische und psychische Störungen, zum Beispiel ADHS,
- ⇨ Hauterkrankungen,
- ⇨ Beschwerden und Erkrankungen der Augen, zum Beispiel Nachtblindheit,
- ⇨ Blutbildungs- und Gerinnungsstörungen,
- ⇨ Endokrinologische Störungen, zum Beispiel Schilddrüsenerkrankungen.

Risikofaktoren für Zinkmangel

- ⇨ Ernährungsbedingte Faktoren sind vor allem eine vegetarische oder vegane Ernährung, häufige Schlankheitskuren, während Fastenkuren sowie der Konsum von Fast Food (zum Beispiel Pizza) und phosphathaltigen Softdrinks (zum Beispiel Cola).

- ⇨ Alkohol erhöht die Zinkausscheidung über die Niere. Unser Körper braucht jedoch Zink für das alkoholabbauende Enzym Alkoholdehydrogenase.
- ⇨ Körperliche Aktivität ist mit erhöhten Zinkverlusten über den Schweiß verbunden. Daher ist der Zinkbedarf bei Sportlern oder Schwerarbeitern erhöht, aber ebenso bei regelmäßigen Saunabesuchen.
- ⇨ Bei Kindern und Jugendlichen ist die optimale Zinkversorgung für das Wachstum und die Lernfähigkeit besonders wichtig.
- ⇨ Ein guter Zinkstatus in der Schwangerschaft ist eine zentrale Voraussetzung, um ein gesundes und normalgewichtiges Kind zur Welt zu bringen.
- ⇨ Senioren sind häufig betroffen aufgrund zinkarmer Ernährung, Medikamenteneinnahmen und gestörter Resorptionsprozesse. Bei alten Menschen ist die Zinkaufnahme durch die Darmschleimhaut häufig beeinträchtigt. Für die mit zunehmendem Alter nachlassende Immunfunktion ist Zink jedoch besonders wichtig.
- ⇨ Bei immungeschwächten Menschen, frisch operierten Patienten und Rekonvaleszenten sollte man auf eine ausreichende Zink-Supplementation achten.
- ⇨ Diabetiker, Nierenkranke, Allergiker und Patienten mit Hauterkrankungen wie Neurodermitis oder Psoriasis sowie Patienten mit chronisch-entzündlichen Erkrankungen haben oft einen erhöhten Zinkbedarf.
- ⇨ Wer häufig erkältet ist oder bei Erkältungen nur schwer wieder auf die Beine kommt, sollte an eine gute Zinkversorgung denken. Zink wirkt gegen rund 40 verschiedene Virustypen, unter anderem gegen Erkältungs-, Grippe- und Herpesviren. Die schnelle Vermehrung und Ausbreitung dieser Viren wird durch Zink gehemmt.

Zinkgehalt in Lebensmitteln

	Gehalt pro Kilogramm	**Lebensmittel**
Zinkarm	< 5 mg/kg	Fette, Weißbrot, Hülsenfrüchte, grüne Gemüse, Obst
Mäßig zinkhaltig	5–20 mg/kg	Eier, Milch, Käse, Fisch, Karotten, Kartoffeln, Vollkornbrot
Zinkreich	20–50 mg/kg	Muskelfleisch, Innereien (Leber, Nieren, Herz)
Sehr zinkreich	> 50 mg/kg	Austern, Weizenkeime

Tipp **Zink wirkt vor allem dann sehr gut, wenn es in organisch gebundener Form an Gluconat, Histidin, Orotat oder Picolinat gebunden ist. In dieser Form wird Zink gut resorbiert und schneller in die Zellen aufgenommen, wo es seine schützende Wirkung entfalten kann. Picolinsäure wird unter anderem für die gute Verfügbarkeit von Zink in Muttermilch verantwortlich gemacht.**

- ⇨ Menschen mit Störungen der Magen-Darm-Funktion (zum Beispiel Colitis ulcerosa, Morbus Crohn) und nach einer Darmresektion nehmen weniger Zink auf als Gesunde. Durchfall kann zu erhöhtem Zinkverlust führen.
- ⇨ Funktionsstörungen von Leber oder Pankreas wie Leberzirrhose, Hepatitis und Pankreatitis gehen mit einem Zinkmangel einher, da der Zinktransport und die Speicherung dabei gestört sind.
- ⇨ Eine angeborene Resorptionsstörung ist die Akrodermatitis enteropathica, eine vererbbare, sehr seltene Erkrankung, die sich im frühen Säuglingsalter manifestiert. Durch hoch dosierte orale Zinkgaben kann Symptomfreiheit erzielt werden.
- ⇨ Die Einnahme bestimmter Medikamente kann zu Zinkverlusten führen. Vor allem die dauerhafte Einnahme von Abführmitteln, Entwässerungstabletten, cortisonhaltigen Medikamenten, Präparaten zu Senkung der Blutfettwerte, Magensäurepuffern und die Antibabypille können den Zinkbedarf steigern.

Natürliche Zinkquellen

Lebensmittel tierischer Herkunft sind generell zinkreicher als solche pflanzlicher Herkunft. Besonders viel Zink enthalten Fleisch, Innereien und Fisch. Austern sind mit bis zu 160 mg Zink pro 100 g echte Zinkbomben. Doch auch Vollkorngetreide und Hülsenfrüchte liefern Zink. Allerdings kann der Körper das Zink aus tierischen Nahrungsmitteln besser verwerten als aus pflanzlicher Kost. Die häufig in Getreideprodukten enthaltenen Ballaststoffe, insbesondere die Phytinsäure, hemmen die enterale Zinkresorption (also die Aufnahme über den Darm), vor allem bei hoher Kalziumzufuhr. Als Resorptionsverstärker gelten Proteine tierischer Herkunft. Aufgrund der modernen Ernährungsgewohnheiten ist Zinkmangel in Deutschland ein ernst zu nehmendes Problem.

Wichtig **Wenn Sie über einen längeren Zeitraum mehr als 50 mg Zink pro Tag einnehmen, sollte Ihr Kupfer- und Ihr Eisenhaushalt labordiagnostisch überwacht und gegebenenfalls durch Supplemente wieder ins Lot gebracht werden, da Zink den Kupfer- und Eisenstoffwechsel stören kann!**

Den Zinkstatus feststellen

Zink ist ein sehr undankbarer Laborparameter, denn es ist überwiegend intrazellulär konzentriert. Der Zinkgehalt im Blutserum macht nur knapp 0,2 Prozent des Körperbestandes von etwa 3,5 mg Zink aus (siehe Tabelle »Anteil von Zink im Körper«, Seite 116). Dementsprechend problematisch ist die Aussagekraft des Blutspiegels bei einem moderaten Zinkmangel, da der Körper versucht, die Homöostase zwischen Zellen und Serum aufrechtzuerhalten.

Die alkalische Phosphatase weist auch bei moderaten Mangelzuständen einen schnellen und ausgeprägten Aktivitätsverlust auf. Nach Supplementierung zum Beispiel mit zweimal 20 bis 25 mg Zink pro Tag über vier Tage findet sich eine Aktivitätserhöhung, deren Ausmaß den vorangegangenen Mangel widerspiegelt. Auch ist festzustellen, dass die Aktivität der alkalischen Phosphatase im Serum durch zahlreiche Faktoren (zum Beispiel Leberfunktion, Vitamin-D-Haushalt, Kalzium) beeinflusst wird.

Ein vielversprechender Kandidat für die Labordiagnostik wäre dagegen das zinkbindende Protein Metallothionein. Dieser Parameter ist aber für die allgemeine Laborpraxis noch nicht ausgereift.

Nebenwirkungen und Wechselwirkungen

- Nach Zinkgaben kann es zu Magen-Darm-Beschwerden in Form von Bauchschmerzen, Übelkeit, Erbrechen, Durchfall und Magenreizsymptomen kommen. Diese Beschwerden treten vor allem zu Beginn der Behandlung auf.
- Bei hohen Dosierungen können Müdigkeit und Kopfschmerzen auftreten.
- Da Zink die Resorption von Antibiotika wie Tetrazyklinen, Ofloxacin und andern Quinolonen (zum Beispiel Norfloxacin, Ciprofloxacin) reduziert, sollte die Einnahme in einem zeitlichen Abstand von mindestens drei Stunden erfolgen.
- Die Einnahme von Eisen- oder Kupfersalzen sollte zeitlich getrennt erfolgen.

Anwendungsgebiete für Zink

ADHS

Wirkung: Zink verbessert den Nervenbotenstoffwechsel (z. B. Dopamin) und den neuronalen Energiestoffwechsel.

Besonderheit: Kinder mit ADHS haben häufig einen Zinkmangel. Störungen wie Nervosität, Reizbarkeit sowie motorische Unruhe werden durch Zink verringert. Die Medikation (z. B. Methylphenidat) wird durch Zink verbessert.

Dosierung: 10–20 mg Zink pro Tag (z. B. Zinkorotat, -picolinat).

Allergien

Wirkung: Zink stabilisiert die Zellmembran von Mastzellen und verringert die Histaminausschüttung.

Besonderheit: Allergische Symptome wie Augenbrennen oder Juckreiz werden gelindert.

Dosierung: 15–30 mg Zink pro Tag (z. B. Zink-Histidin, Zinkorotat), auch in Kombination mit Vitamin C (zum Teil intravenös).

Alkoholentgiftung

Wirkung: Zink kann den Alkoholabbau über das Enzym Alkoholdehydrogenase fördern.

Besonderheit: Alkohol erhöht die Zinkausscheidung über die Niere.

Dosierung: 20–30 mg Zink pro Tag (z. B. Zinkorotat, Zinkpicolinat), auch in Kombination mit B-Vitaminen.

Atemwegsinfektionen, virale (z. B. Influenza, Corona)

Wirkung: Zink reduziert die Infektiosität von Rhinoviren, in den Schleimhäuten wird die Vermehrung von Erkältungsviren verringert. Ein Mangel steigert Risiko und Schwere von Covid-19.

Besonderheit: Zink hat eine antivirale Wirkung. Es hemmt die Virusvermehrung und das Andocken der Rhinoviren an die Schleimhautzellen, über die der Erreger in den Körper eindringt.

Dosierung: a) zur Prävention sind 15–25 mg pro Tag (Kinder: 5–10 mg Zink pro Tag) empfehlenswert. Zink sollte grundsätzlich nüchtern eingenommen werden, z. B. abends vor dem Schlafengehen, mit einem Glas Wasser; b) zur Therapie akuter Infektionen (z. B. Halsschmerzen) Zink-Lutschtablette langsam im Mund zergehen lassen, damit die freien Zinkionen ihre virushemmende Wirkung entfalten können; hier 5- bis 6-mal täglich 10 mg Zink, z. B. als Zinkgluconat oder Zinkacetat, etwa 5 bis 7 Tage lang. Beginn der Medikation ab den ersten Symptomen! Zusätzlich empfiehlt sich die Einnahme von Vitamin C (z. B. 3-mal 1–2 g pro Tag, besser Vitamin-C-Infusionen kombiniert mit Zink).

Chronisch entzündliche Darmerkrankungen

Wirkung: Zink stabilisiert die Schleimhautzellen im Magen-Darm-Trakt und reduziert Entzündungsprozesse.

Besonderheit: Patienten mit chronisch-entzündlichen Darmerkrankungen (z. B. Morbus Crohn) leiden häufig durch Aufnahmestörungen an Zinkmangel.

Dosierung: 20–50 mg Zink pro Tag (z. B. Zinkorotat, Zinkpicolinat).

Diabetes mellitus

Wirkung: Zink verbessert die Gefäßfunktion, die Verwertung von Glukose, die Insulinwirkung und den Fettstoffwechsel.

Besonderheit: Diabetiker scheiden über den Urin dreimal so viel Zink aus wie ein Gesunder.

Dosierung: 15–30 mg Zink pro Tag (z. B. Zinkorotat, Zinkpicolinat).

Haarausfall

Wirkung: Zink fördert die Bildung von Cystein, einem Baustoff des Haarkeratins. Fehlt Zink, werden Haare in ihrer Qualität schlechter oder weniger Haare gebildet.

Besonderheit: Eine Unterversorgung mit Zink kann sich durch dünnes, gesplisstes und sprödes Haar sowie Haarausfall äußern.

Dosierung: 15–25 mg Zink pro Tag für 6 Monate, eine Kombination mit Biotin und Cystein ist sinnvoll.

Haut

Wirkung: Zink reguliert Gewebshormone (Prostaglandine) und verringert die Freisetzung von Histamin.

Besonderheit: Schuppende und entzündliche Hauterkrankungen wie Neurodermitis oder Psoriasis führen zu starkem Zinkverlust (durch die abfallenden Hautschuppen).

Dosierung: 20–50 mg Zink pro Tag (z. B. Zinkorotat, Zinkpicolinat).

Herpes labialis

Wirkung: Zink reduziert die Infektiosität sowie die Vermehrung von Herpesviren, das Abheilen von Herpesbläschen wird bei lokaler Anwendung gefördert.

Besonderheit: Zink hat antivirale Wirkung. Es hemmt die Virusvermehrung und das Andocken der Viren an die Schleimhautzellen.

Dosierung: Ein zinkhaltiges Gel sollte mehrmals täglich auf die betroffenen Stellen im Mundbereich aufgetragen werden.

Leistungssport

Wirkung: Als Co-Faktor von muskulären Enzymsystemen ist Zink für die körperliche Leistungsfähigkeit wichtig.

Besonderheit: Die Zinkkonzentration im Schweiß liegt bei 0,5–1 mg/l.

Dosierung: 15–30 mg Zink pro Tag (z. B. Zinkorotat, Zinkpicolinat).

Makuladegeneration

Wirkung: Zink unterstützt die Sehfunktion des Auges, wirkt antioxidativ und entzündungshemmend.

Besonderheit: Die Gewebe des Auges sind sehr zinkreich (z. B. die Retina). Die Kombination mit Omega-3-Fettsäuren und Antioxidantien wie Lutein und Astaxanthin verringert das Fortschreiten einer Makuladegeneration und verbessert die Sehfunktion.

Dosierung: 15–40 mg Zink pro Tag in Kombination mit EPA/DHA und Lutein, Astaxanthin, Zeaxanthin.

Potenzstörungen

Wirkung: Das Eindringen des Spermiums durch die Schutzschicht der Eizelle wird durch Zink verbessert. Entzündungen der weiblichen Geschlechtsorgane werden verringert.

Besonderheit: Pro Ejakulat gehen bis zu 4 mg Zink verloren.

Dosierung: 15–40 mg Zink pro Tag in Kombination mit L-Arginin und L-Citrullin.

Wundheilung

Wirkung: Zink beschleunigt den Heilungsprozess und verringert das Risiko für Wundinfektionen.

Besonderheit: Bei Operationen, Verbrennungen oder Verletzungen kommt es über die Wundfläche zu starken Zinkverlusten.

Dosierung: 20–50 mg Zink pro Tag (z. B. Zinkorotat), auch in Kombination mit Vitamin C (zum Teil intravenös).

Schwermetallbelastung

Wirkung: Zink fördert die Bildung und Ausleitung von Schwermetallen.

Besonderheit: Zink ist Co-Faktor des Enzyms Metallothionein, welches an der Bindung und Ausleitung von Schwermetallen beteiligt ist.

Dosierung: 20–50 mg Zink pro Tag (z. B. Zinkorotat), auch in Kombination mit Vitamin C (zum Teil intravenös).

Weitere Anwendungsgebiete

Leber- und Nierenerkrankungen, Herzinfarkt, Krebs, Tinnitus.

10. L-Arginin/L-Citrullin

Schutz für Herz und Gefäße

Herz-Kreislauf-Erkrankungen sind in Deutschland nach wie vor Todesursache Nummer eins. Umso wichtiger ist es, auf die Gesundheit der Blutgefäße zu achten. Ob es um Bluthochdruck, Durchblutungsstörungen oder auch Diabetes mellitus geht – kein anderer Nährstoff steht derzeit so im medizinischen Fokus der Gefäßforschung wie die Aminosäure L-Arginin und ihr natürlicher Verstärker L-Citrullin.

Unverzichtbare Aminosäure mit vielfältigen Aufgaben

L-Arginin ist ein Eiweißbaustein, den unser Körper für zahlreiche Funktionen benötigt. Im Organismus kann diese semiessenzielle Aminosäure zwar zum Teil aus anderen Baustoffen hergestellt werden, allerdings reichen diese Mengen nicht aus, um einen Mehrbedarf an L-Arginin zu decken – insbesondere nicht im Wachstum, während der Schwangerschaft, im Alter, bei Stress oder vegetarischer Ernährung.
Auch bei Herz-Kreislauf-Erkrankungen wie Arterienverkalkung, Bluthochdruck, Durchblutungsstörungen oder bei Nierenerkrankungen sollte unbedingt auf eine ausreichende Versorgung mit dieser gefäßschützenden Aminosäure geachtet werden. Bei Bluthochdruck oder erhöhten Cholesterinwerten kann der enzymatische Abbau von L-Arginin erhöht sein. Dem kann man entgegenwirken, indem man L-Arginin mit dem natürlichen Arginin-Verstärker L-Citrullin kombiniert, denn L-Citrullin ist eine Vorstufe von L-Arginin und verbessert dadurch dessen gefäßschützende Effekte. L-Citrullin verlängert die Verweildauer von L-Arginin im Blut und hält die L-Arginin-Blutspiegel auf einem stabilen Niveau. Deshalb ist die Kombination aus L-Arginin und L-Citrullin bei Gefäßerkrankungen wie Bluthochdruck, Arteriosklerose oder Angina pectoris (Herzenge) sinnvoll.

Muskelaufbau und Wundheilung

Neben seiner Funktion als elementarer Baustein für Proteine (zum Beispiel Muskelmasse) reguliert L-Arginin auch die Bildung und Freisetzung von Hormonen wie Wachstumshormon und Insulin. Das Wachstumshormon fördert unter anderem den gesunden Muskel- und Knochenaufbau. Insulin ist ein lebenswichtiges Hormon, das für die Senkung des Blutzuckerspiegels verantwortlich ist.

Nach Verletzungen und Operationen beschleunigt L-Arginin die Regeneration und Wundheilung. Durch die Stimulierung der Kollagensynthese unterstützt L-Arginin dabei die Erneuerung des Gewebes und fördert Wundheilungsprozesse.

Blutzuckerregulation, Entgiftung und Immunabwehr

Da L-Arginin unter anderem die Freisetzung von Insulin aus der Bauspeicheldrüse steuert und zur Regulation des Blutzuckerspiegels beiträgt, ist die gefäßschützende Aminosäure bei diabetischer Stoffwechsellage besonders wichtig. L-Arginin steigert unter anderem die Glukosetoleranz und die Sensibilität der Zellen gegenüber Insulin.
L-Arginin ist an einer Vielzahl von Stoffwechselprozessen beteiligt, beispielsweise auch an der Entgiftung von Ammoniak im Harnstoffzyklus: In diesem Stoffwechselvorgang wird das schädliche Ammoniak, das beim Abbau von Stickstoffverbindungen gebildet wurde, in der Leber zu Harnstoff umgewandelt und dann über die Nieren ausgeschieden.
Zellen des Immunsystems – wie Leukozyten und natürliche Killerzellen, die bei der Abwehr von Bakterien und Viren eine wichtige Rolle spielen – werden durch L-Arginin erst richtig schlagkräftig. L-Arginin regt deren Produktion an und stärkt so die körpereigenen Abwehrkräfte.

Die gefäßschützenden Eigenschaften von L-Arginin/L-Citrullin

Die Aminosäuren L-Arginin und L-Citrullin sind Vorläufersubstanzen des gefäßschützenden Stickstoffmonoxids (NO) und haben eine große Bedeutung in der Vorbeugung und Therapie von Herz-Kreislauf-Erkrankungen. NO sorgt dafür, dass …

- ⇨ Herzmuskel und Gefäße gut durchblutet und mit Sauerstoff versorgt werden,
- ⇨ der Herzmuskel bei Herzinsuffizienz oder Angina pectoris entlastet wird,
- ⇨ die Blutgefäße entspannt und geweitet sind,
- ⇨ diastolische und systolische Blutdruckwerte bei Bluthochdruck sinken,
- ⇨ Blutgefäße nicht verkalken und so arteriosklerotische Gefäßverschlüsse verhindert werden,
- ⇨ Thrombozyten nicht verklumpen (»Geldrollenbildung«).

Geistige Fitness

Nicht nur die körperliche Fitness (zum Beispiel Ausdauer), sondern auch die kognitive Leistungsfähigkeit wie Konzentration, Wahrnehmung und Gedächtnis werden durch L-Arginin geschärft. L-Arginin verbessert die Sauerstoff- und Energieversorgung des Gehirns und wirkt der Bildung von Ablagerungen in den Gehirngefäßen entgegen.

Gesunde Gefäße mit L-Arginin sowie L-Citrullin und NO

Für die Gesunderhaltung des Herz-Kreislauf-Systems ist eine gute Versorgung mit gefäßschützenden Mikronährstoffen unerlässlich. Einer der wichtigsten Nährstoffe

Gesunde Gefäße mit L-Arginin/L-Citrullin

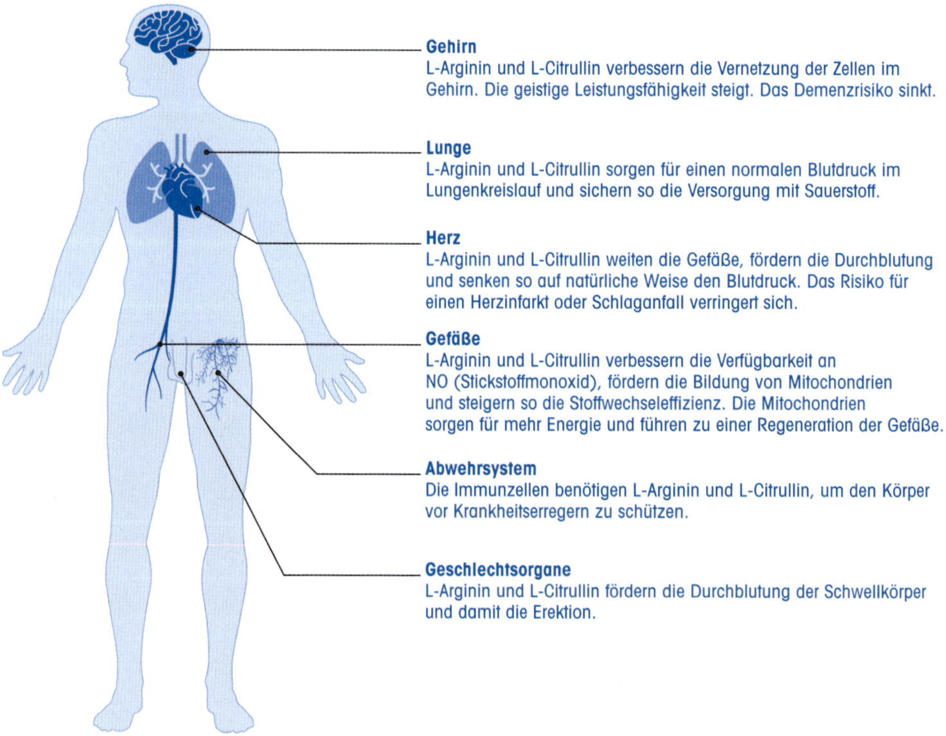

für das kardiovaskuläre System ist L-Arginin und sein natürlicher Verstärker L-Citrullin, denn diese Aminosäuren sind die natürliche Vorstufe des lebensnotwendigen Signalmoleküls Stickstoffmonoxid (NO). Dieser gasförmige Botenstoff spielt in unserem Gefäßsystem eine entscheidende Rolle. Er verbessert die kardiale und die periphere Durchblutung, beugt der Entstehung von arteriosklerotischen Erkrankungen vor und trägt damit wesentlich zur Gesundheit von Herz und Kreislauf bei. Für die Erforschung und Entdeckung der gefäßschützenden Wirkungen von Stickstoffmonoxid im Herz-Kreislauf-System wurden 1998 die amerikanischen Forscher Robert F. Furchgott, Louis J. Ignarro und Ferid Murad mit dem Nobelpreis für Medizin ausgezeichnet.

Weil NO im Körper aus L-Arginin und L-Citrullin gebildet wird, können die Aminosäuren zur Senkung erhöhter Blutdruckwerte, bei Arteriosklerose oder Angina pectoris (Herzenge) eingesetzt werden.

Gut versorgt mit L-Arginin?

Ein gesunder Mensch, der sich ausgewogen ernährt, nicht raucht, regelmäßig Sport treibt (zum Beispiel dreimal pro Woche) und normale ADMA-Spiegel (0,3 bis 0,5 μmol/l, siehe Seite 131: »Gefäßrisiko ADMA«) aufweist, ist in der Regel ausreichend mit L-Arginin für ein gesundes Gefäßsystem versorgt.

Lebensmittel mit hohem L-Arginin-Gehalt

Lebensmittel	Beispiel	L-Arginin pro 100 g
Nüsse	Pinienkerne	4,4 g
	Kürbiskerne	3,5 g
	Erdnüsse	3,2 g
Hülsenfrüchte	dicke Bohnen	2,4 g
rohes Fleisch	Rindfleisch	1,9 g
roher Fisch	Thunfisch	1,3 g

Risikofaktoren für einen L-Arginin-Mangel

Es gibt aber Lebensstilfaktoren, die den Bedarf an L-Arginin steigern, und zwar Rauchen, Fehlernährung, Stress, Schwangerschaft und Wachstum.
Krankheiten mit einem deutlich erhöhten L-Arginin-Bedarf sind zum Beispiel Nierenfunktionsstörungen, Bluthochdruck, Arterienverkalkung und Durchblutungsstörungen.

Nahrungsquellen für L-Arginin und L-Citrullin

Mit einer ausgewogenen mitteleuropäischen Ernährung sollten täglich etwa 3 bis 6 g L-Arginin aufgenommen werden. Natürliche Quellen für L-Arginin sind vor allem Hülsenfrüchte und Nüsse (zum Beispiel Pinienkerne 4,4 g, Erdnüsse 3,2 g und Kürbiskerne 3,5 g pro 100 g) oder roher Fisch (zum Beispiel Thunfisch: 1,3 g pro 100 g). Demnach müsste man für die Menge von 5 g L-Arginin täglich 380 g Thunfisch oder 150 g Kürbiskerne verzehren.
Die Wassermelone (Citrullus vulgaris) zählt neben dem Kürbis und der Gurke mit etwa 1,1 g pro 100 g zu den reichhaltigsten Nahrungsquellen für L-Citrullin.
Bei Gefäßerkrankungen ist es sinnvoll, mindestens jeweils 5 g L-Arginin und 5 g L-Citrullin am Tag zuzuführen. Um die regelmäßige Aufnahme in der Praxis zu erleichtern, haben sich Nahrungsergänzungsmittel in Form von Tabletten, Kapseln oder Pulvern mit L-Arginin und L-Citrullin bewährt.

Symptome des Mangels

Zu den Symptomen einer Unterversorgung mit L-Arginin zählen unter anderem ein erhöhter Ammoniumgehalt im Blut (Hyperammonämie), Wundheilungs- und Durchblutungsstörungen sowie eine erhöhte Infektanfälligkeit und vielfältige kardiovaskuläre Störungen (zum Beispiel Arterienverkalkung, Blutdruckanstieg).
Bei der medizinischen Laboruntersuchung ist häufig ein Abfall des Argininspiegels im Blutplasma (< 100 µmol/), ein Anstieg des Homocysteinwerts im Blutplasma (normal: 5 bis 9 µmol/l) sowie eine erhöhte Belastung mit oxidativem Stress nachweisbar.
Erhöhte Homocysteinspiegel sind ein Risikofaktor für Schlaganfall, Hirnatrophie (Gehirnschwund), Demenz und Osteoporose. Die Bildung von Stickstoffmonoxid (NO) aus dem Vorläufer L-Arginin kann durch erhöhte Homocysteinwerte erheblich beeinträchtigt werden. Darum ist die Kombination von L-Arginin mit den das Homocystein abbauenden B-Vitaminen Folsäure und Vitamin B_{12} sinnvoll.

Homocystein lässt auch den Spiegel der gefäß- und endothelschädigenden Substanz ADMA (> 0,5 µmol/l) gefährlich ansteigen.

Gefäßrisiko ADMA

ADMA ist in der Medizin die gebräuchliche Abkürzung für den kardiovaskulären Risikofaktor asymmetrisches Dimethylarginin. Diese toxische Substanz blockiert die gefäßschützenden Effekte von L-Arginin, indem es das Enzym NO-Synthase (eNOS), das L-Arginin in NO umwandelt, konzentrationsabhängig hemmt. Erhöhte ADMA-Spiegel können deshalb einen relativen Mangel an L-Arginin auslösen, der die Schutzwirkung von NO auf die Blutgefäße reduziert (siehe die Abbildung auf Seite 128). Dabei gilt: Je höher der ADMA-Spiegel ist, desto unergiebiger läuft die NO-Synthese aus L-Arginin ab. Dies kann unter anderem zu Arterienverkalkung, zu einer Verklumpung der Thrombozyten und zu Blutdruckanstieg führen. ADMA ist daher ein unabhängiger Risikofaktor für kardiovaskuläre Erkrankungen.

Bei den folgenden Krankheiten werden häufig erhöhte ADMA-Spiegel beobachtet: Arteriosklerose, Bluthochdruck, Diabetes mellitus, Durchblutungsstörungen, Schaufensterkrankheit, Herzinsuffizienz, erektile Dysfunktion, Hypercholesterinämie, Präeklampsie und Nierenerkrankungen.

Normalerweise wird ADMA durch das Enzym DDAH im Körper abgebaut, sodass die ADMA-Konzentrationen im Blut niedrig gehalten werden. Erhöhte Homocysteinwerte und oxidativer Stress (siehe Seite 130) können dieses ADMA-Entgiftungsenzym hemmen.

Auch erhöhte Cholesterinspiegel, eine diabetische Stoffwechsellage oder Entzündungsprozesse können das Enzym DDAH beeinträchtigen und den Abbau von

Wichtig

Da ADMA die lebensnotwendige Synthese von Stickstoffmonoxid (NO) aus L-Arginin konzentrationsabhängig hemmt, muss der L-Arginin-Blutspiegel durch die gezielte Supplementierung angehoben werden, um das Ungleichgewicht zwischen ADMA und L-Arginin wieder auszugleichen. Insbesondere Menschen mit einem erhöhten ADMA-Spiegel im Blut (> 0,5 µmol/l) profitieren von einem Kombinationspräparat aus L-Arginin und B-Vitaminen. Die Einnahme von L-Arginin bringt sozusagen die gestörte NO-Synthese wieder in Gang.

L-Arginin: Sicherheit

Folgende Werte wurden von der FDA (U. S. Food and Drug Administration, also die amerikanische Behörde für Lebens- und Arzneimittel) festgelegt:

- NOAEL-Wert (No Observed Adverse Effect Level), bis zu dem keine signifikanten Nebenwirkungen auftreten: 42 g L-Arginin pro Tag,
- OSL-Wert (Observed Safe Level), bis zu dem Arginin als sicher einzustufen ist: 20 g L-Arginin pro Tag,
- DRI-Wert (Dietary Reference Intake), die Menge, die aufgenommen werden sollte: etwa 3 bis 6 g L-Arginin pro Tag.

ADMA hemmen. Um das gesunde Gleichgewicht zwischen ADMA und L-Arginin wiederherzustellen, sollte bei Erkrankungen mit erhöhten ADMA-Spiegeln in jedem Fall die Zufuhr von L-Arginin/L-Citrullin erhöht werden.

Laboruntersuchung: ADMA

Eine aktuelle Studie zeigt, dass ein Anstieg der ADMA-Spiegel um 0,15 µmol/l bereits das Risiko für kardiovaskuläre Ereignisse (zum Beispiel Herzinfarkt) signifikant um 30 Prozent steigert. Der normale ADMA-Spiegel sollte bei 0,3 bis 0,5 µmol/l im Blutplasma liegen.

Bei den folgenden Erkrankungen ist eine Kontrolle der ADMA-Spiegel beim Arzt empfehlenswert: Bluthochdruck, Diabetes mellitus, Herzinsuffizienz, Schaufensterkrankheit, koronare Herzkrankheit (KHK), Nierenerkrankungen, Fettstoffwechselstörungen sowie Demenz.

Wechselwirkungen mit anderen Medikamenten

Bei der Einnahme von Medikamenten wie Nitroglycerin und Sildenafil kann es mit L-Arginin/L-Citrullin durch die vermehrte Freisetzung von NO zu unerwünschten Wechselwirkungen kommen (Kopfschmerzen, Schwindel, zu starker Blutdruckabfall). Eine Rücksprache mit dem Arzt ist in jedem Fall empfehlenswert.

L-Arginin sinnvoll ergänzen

- Die Kombination von L-Arginin mit der Aminosäure L-Citrullin ist effektiver als L-Arginin allein. Untersuchungen der Kombination aus 1 g L-Citrullin und 1 g L-Arginin bei gesunden Männern zeigen, dass diese Kombination den L-Arginin-Plasmaspiegel effektiver steigert als 2 g L-Arginin oder 2 g L-Citrullin allein.
- Eine ausreichende Versorgung mit homocysteinabbauenden B-Vitaminen (Folsäure, Vitamin B_{12}) unterstützt die gefäßschützende Wirkung zusätzlich.
- Empfehlenswert ist auch eine Ernährung mit reichlich Antioxidantien (viel frisches Obst und Gemüse) beziehungsweise eine Supplementierung z. B. von OPC (oligomere Proanthocyanidine), Coenzym Q10, Taurin, Vitamin C und Vitamin D.
- L-Arginin hat sich vor allem in der Therapie von Patienten mit Covid-19 bewährt.

Anwendungsgebiete für L-Arginin/L-Citrullin

Arteriosklerose

Wirkung: L-Arginin und L-Citrullin verbessern die Durchblutung, senken den Blutdruck und unterstützen die Herzmuskelleistung.

Besonderheiten: Ab dem Alter von 40 sinkt teilweise die Verfügbarkeit von NO.

Dosierung: 5–20 g L-Arginin und L-Citrullin pro Tag (z. B. 3-mal 3 g pro Tag) mit Folsäure und Vitamin B_{12} sowie pflanzlichen Antioxidantien.

Bluthochdruck

Wirkung: L-Arginin und L-Citrullin senken den diastolischen sowie systolischen Blutdruck und verbessern die Gefäßgesundheit.

Besonderheit: Bei Bluthochdruck kann der enzymatische Abbau von L-Arginin erhöht sein. Dem wirkt der natürliche Arginin-Verstärker L-Citrullin entgegen.

Dosierung: 5–20 g L-Arginin und L-Citrullin pro Tag (z. B. 3-mal 3 g pro Tag) mit Folsäure und Vitamin B_{12} sowie pflanzlichen Antioxidantien.

Diabetes mellitus

Wirkung: L-Arginin und L-Citrullin verbessern die Durchblutung, wirken der Gefäßverkalkung entgegen und haben einen günstigen Effekt auf die Insulinwirkung und Zuckerverwertung.

Besonderheit: Bei Diabetikern sollten Homocystein- und ADMA-Spiegel kontrolliert werden. Eine antioxidantienreiche Ernährung ist empfehlenswert.

Dosierung: 5–20 g L-Arginin und L-Citrullin pro Tag (z. B. 3-mal 3 g pro Tag) mit Folsäure und Vitamin B_{12} sowie pflanzlichen Antioxidantien.

Demenz und Hirnleistung

Wirkung: L-Arginin und L-Citrullin verbessern die Durchblutung der kleinen Gefäße und die Sauerstoffversorgung des Gehirns, die geistige Leistungsfähigkeit wird gefördert.

Besonderheiten: Ab dem Alter von 40 sinkt teilweise die Verfügbarkeit von NO.

Dosierung: 5–20 g L-Arginin und L-Citrullin pro Tag (z. B. 3-mal 3 g pro Tag) mit Folsäure und Vitamin B_{12} sowie pflanzlichen Antioxidantien.

Immunsystem

Wirkung: L-Arginin kann das Immunsystem bei Erkrankungen sowie die Heilungs- und Regenerationsprozesse unterstützen.

Besonderheiten: L-Arginin schärft die Zellen des Immunsystems und stärkt die körpereigenen Abwehrkräfte (z. B. bei Covid-19).

Dosierung: 10–40 g L-Arginin, zum Teil kombiniert mit L-Glutamin (z. B. 20 g pro Tag), über eine Nasensonde (enteral) oder oral.

Leistungssport

Wirkung: L-Arginin und L-Citrullin unterstützen Wachstum und Regeneration der Muskulatur und können die kardiopulmonale Leistung steigern.

Besonderheit: L-Arginin/L-Citrullin werden im Leistungssport häufig mit den verzweigtkettigen Aminosäuren L-Leucin, L-Isoleucin und L-Valin kombiniert.

Dosierung: 10–30 g L-Arginin und L-Citrullin pro Tag (z. B. 3-mal 5 g pro Tag) mit Folsäure und Vitamin B_{12} sowie pflanzlichen Antioxidantien.

Potenzstörungen

Wirkung: L-Arginin und L-Citrullin verbessern die Durchblutung, senken den Blutdruck und verbessern die Sauerstoffversorgung der kleinen Gefäße.

Besonderheiten: Bei erektiler Dysfunktion besteht häufig ein Mangel an NO.

Dosierung: 5–20 g L-Arginin und L-Citrullin pro Tag (z. B. 3-mal 3 g pro Tag) mit Folsäure und Vitamin B_{12} sowie pflanzlichen Antioxidantien.

Weitere Anwendungsgebiete:

Anti-Aging, periphere arterielle Verschlusskrankheit (pAVK), Stress.

Laborparameter

Im Folgenden sind wichtige Laborparameter von Mikronährstoffen unter präventiv-medizinischen Aspekten aufgeführt. Es ist möglich, dass Ihr Arzt von seinem Labor noch alte Werte erhält, die den Aspekt der Prävention nicht miterfassen und daher nicht behandlungsbedürftig erscheinen!

Laborparameter	Normalbereich für die Prävention von Erkrankungen	Anmerkung/Kommentar
25-OH-Vitamin D [25(OH)D] im Serum	40–60 ng/ml (= 100–150 nmol/l) Schwangerschaft: ≥ 40 ng/ml	Ein Vitamin-D-Mangel [25(OH)D < 20 ng/ml] erhöht die allgemeine Sterblichkeit. Ein optimaler präventiver 25(OH)-D-Spiegel unter Berücksichtigung der Parathormonwerte beginnt bei 40 ng/ml und liegt optimal bei 52 ng/ml. Das aktive Hormon 1,25-Dihydroxy-Vitamin-D sollte nicht zur Ermittlung des Vitamin-D-Status gemessen werden, da es bei einem Mangel normal oder kompensatorisch sogar erhöht ist!
Folsäure	Erythrozytenfolat ≥ 906 nmol/l	Die zusätzliche Einnahme eines Folsäurepräparats sollte spätestens 4 Wochen vor Beginn der Schwangerschaft anfangen, während des 1. Drittels der Schwangerschaft beibehalten werden und nach Empfehlungen der WHO 2015 sowie aktuellen klinischen Studien 800 µg Folsäure pro Tag betragen, da erst bei 800 µg täglich eine präventiv wirksame Folatkonzentration in den Erythrozyten von ≥ 906 nmol/l erreicht wird. Dieser Folatspiegel in den Erythrozyten stellt die langfristige Folatversorgung innerhalb der Lebensspanne der Erythrozyten von 120 Tagen dar und unterliegt keinen kurzfristigen Schwankungen.
Coenzym Q10	0,8–1,2 µg/ml	Der Normbereich für das im Blut enthaltene Coenzym Q10 liegt bei 0,8–1,2 µg/ml. Da mit steigendem Q10 der therapeutische Effekt zunimmt, sollten Werte von >1,2 µg/ml angestrebt werden. Der therapeutische Zielwert bei Herzerkrankungen liegt bei > 2,5 µg/ml.
Homocystein im Plasma	5–9 µmol/l	Der Homocysteinwert gibt die Güte der Methylierung im Stoffwechsel an. Er ist ein wichtiger Wert für die Vorbeugung von Demenz, Schlaganfall, Gefäß- und Schwangerschaftskomplikationen.
Selen im Serum	130–150 µg/l	Ein guter Selenstatus im Blutplasma liegt bei ungefähr 130 µg/l. Da Selen Einfluss auf die Schilddrüse hat, ist es für den gesamten Stoffwechsel wichtig.

Laborparameter	Normalbereich für die Prävention von Erkrankungen	Anmerkung/Kommentar
Magnesium im Serum	0,8–1,20 mmol/l	Ein normaler Magnesiumstatus im Serum liegt bei 0,85 mmol/l. Bei Diabetikern muss bei Werten von 0,80 mmol/l bereits regelmäßig Magnesium (z. B. 250 mg pro Tag) supplementiert werden.
Vitamin B_{12} im Serum	550–1000 pg/ml	Bei einem Vitamin-B_{12}-Serumspiegel unter 450 pg/ml ist ein funktioneller B_{12}-Mangel nicht auszuschließen. Gute Parameter zur Erfassung des B_{12}-Status sind auch das Holotranscobalamin und die Methylmalonsäure.
Omega-3-Index	> 8–11 % Schwangerschaft: ≥ 10 %	Der Omega-3-Index erfasst den prozentualen Anteil (%) von EPA und DHA an der Gesamtfettsäuremenge in der Membran der Erythrozyten. Dieser steht im direkten Zusammenhang mit der alimentären Zufuhr von Omega-3-Fettsäuren. Bei der besonderen Messmethode von Omegametrix®, die den höchsten Qualitätskriterien der klinischen Chemie entspricht und als HS-Omega-3-Index® (HS = High Sensitivity) bezeichnet wird, werden 24 weitere Fettsäuren gemessen. Deshalb sind zusätzlich wissenschaftlich fundierte Aussagen (z. B. über Transfettsäuren) möglich. Die gesunde Herz-, Hirn- und Sehfunktion sowie die kognitive Leistungsfähigkeit sind von einer guten diätetischen Versorgung mit DHA und EPA abhängig, was sich in einem HS-Omega-3-Index zwischen 8 und 11 % widerspiegelt. Bei einem Vitamin-B_{12}-Serumspiegel unter 450 pg/ml ist ein funktioneller B_{12}-Mangel nicht auszuschließen. Gute Parameter zur Erfassung des B_{12}-Status sind auch das Holotranscobalamin und die Methylmalonsäure.
Eisen (Ferritin, CRP, Leberwerte, sTfR)	Ferritin im Serum (Normalwerte): a) Frauen: 30–150 µg/l b) Männer: 30–300 µg/l Löslicher Transferrin-Rezeptor (sTfR): a) Frauen: 1,9–4,4 mg/l b) Männer: 2,2–5,0 mg/l *Die Referenzbereiche sind testabhängig.*	Ferritin gilt als Maß für den Eisenspeicher (kann durch Entzündungsprozesse verfälscht werden). Bei Frauen können Ferritinwerte ≤ 70 µg/l mit diffusem Haarausfall verbunden sein. Zum Ferritin immer auch den CRP-Wert sowie zur Untermauerung der Eisendiagnostik den löslichen sTfR beziehungsweise Ferritin-Index sowie die Leberwerte mitmessen. Durch die gemeinsame Bestimmung von Ferritin und sTfR und die nachfolgende Berechnung des Ferritin-Index kann zusätzlich zum Speichereisen auch das Funktionseisen (→ im Körper in aktiven biologischen Verbindungen gebundenes Eisen) beurteilt werden.

Literatur

Gröber, U.: »Magnesium and Drugs«, *Int J Mol Sci,* 2019; 20(9); doi.org/10.3390/ijms20092094.

Gröber, U.: »Arzneimittel und Mikronährstoffe – Medikationsorientierte Supplementierung«, 4. Auflage, 560 S., *Wissenschaftliche Verlagsgesellschaft,* Stuttgart, 2018.

Gröber, U.: »Coenzym Q10 – der mitochondriale Blockbuster«, OM – *Zeitschrift für Orthomolekulare Medizin,* 2018; 16: 25–29.

Gröber, U.: »COVID-19 und Long-COVID. Bessere Resilienz durch immunrelevante Mikronährstoffe«, 168 S., *Wissenschaftliche Verlagsgesellschaft,* 2021

Gröber, U.: »Mikronährstoff-Beratung. Ein Arbeitsbuch«, 1. Auflage, *Wissenschaftliche Verlagsgesellschaft,* Stuttgart, 2018.

Gröber, U.: »Oxidativer Stress im Sport – ein Fall für Antioxidanzien?«, *Medizinische Monatsschrift für Pharmazeuten,* 2018; 41(10): 415-418.

Gröber, U.: »Mitochondrial toxicity of drugs«, *Medizinische Monatsschrift für Pharmazeuten,* 2012; 35 (12):445–456.

Gröber, U.: »Mikronährstoffe. Metabolic Tuning – Prävention – Therapie«, 3. Auflage, *624 S., Wissenschaftliche Verlagsgesellschaft,* Stuttgart, 2011.

Gröber, U.: »Omega-3 – Gesünder leben mit den essentiellen Fettsäuren«, *Südwest Verlag,* München, 2021.

Gröber, U.: »Orthomolekulare Medizin. Ein Leitfaden für Apotheker und Ärzte«, 1. Auflage, *Wissenschaftliche Verlagsgesellschaft,* Stuttgart, 1999.

Gröber, U.; Classen, H. G.; Kisters, K.: »Zinkmangel im Fokus: Ursachen, Symptome, Diagnose und Therapie.«, *EHK,* 2019; 68: 1–15.

Gröber, U.; Kisters, K.: »Nahrungsergänzungsmittel – Mikronährstofftherapie: Weshalb, für wen, welche?«, *Der niedergelassene Arzt,* 2019; 09: 8-9.

Gröber, U.; Kisters, K.; Schmidt, J.: »Important drug-micronutrient interactions: A selection for clinical practice«, *Critical Reviews in Food Science and Nutrition,* 23. Dezember 2018: 1–19. doi: 10.1080/10408398.2018.1522613.

Gröber, U.; Holick, M.F.: Corona, Influenza & Co., 2. Auflage, *Wissenschaftliche Verlagsgesellschaft,* Stuttgart, 2020

Gröber, U.; Holick, M. F.: »Vitamin D: Die Heilkraft des Sonnenvitamins«, 4. aktualisierte und erweiterte Auflage, 490 S., *Wissenschaftliche Verlagsgesellschaft,* Stuttgart, 2020.

Gröber, U.; Holick, M. F.: »Diabetes Prevention: Vitamin D Supplementation May Not Provide Any Protection If There Is No Evidence of Deficiency!«, *Nutrients,* 2019; 11, 2651; doi:10.3390/nu11112651.

Gröber, U.; Holzhauer, P.; Kisters, K.; Holick, M. F.; Adamietz, I. A.: »Micronutrients in Oncological Intervention«, *Nutrients,* 2016; 8 (3). pii: E163. doi: 10.3390/nu8030163.

Gröber, U.; Kisters, K.: »Vitamin D niemals ohne Vitamin K2«, *Zeitschrift für Erfahrungsheilkunde EHK,* 2018; 67: 226–230.

Gröber, U.; Kisters, K.: »Neuroenhancement with vitamins and other micronutrients?«, *Pharmakon,* 2015; 3 (3): 231–237.

Gröber, U.; Kisters, K.; Schmidt, J.: »Micronutrients in diabetology: complementary medicine update 2014«, *Medizinische Monatsschrift für Pharmazeuten,* 2014; 37 (8): 284–292.

Gröber, U.; Kisters, K.; Schmidt, J.: »Neuroenhancement with Vitamin B_{12}: Underestimated neurological significance«, *Nutrients,* 2013; 5 (12): 5031–5045.

Gröber, U.; Reichrath, J.; Holick, M. F.: »Live longer with vitamin D? «, *Nutrients*, 2015; 7 (3): 1871–1880.

Gröber, U.; Reichrath, J.; Holick, M. F.; Kisters, K.: »Vitamin K: an old vitamin in a new perspective«, *Dermato-Endocrinology,* 2015; 6 (1):e968490. doi: 10.4161/19381972.2014.968490.

Gröber, U.; Schmidt, J.; Kisters, K.: »Magnesium in Prevention and Therapy«, *Nutrients,* 2015; 7 (9): 8199–8226.

Gröber, U.; Werner, T.; Vormann, J.; Kisters, K.: »Myth or Reality – Transdermal Magnesium?«, *Nutrients,* 2017; 9 (8). pii: E813. doi: 10.3390/nu9080813.

Holick, MF.: »A Call to Action: Pregnant Women In-Deed Require Vitamin D Supplementation for Better Health Outcome«., *The Journal of Clinical Endocrinology & Metabolism,* 2019; 104(1): 13-15.

Jones, G. D.; Droz, B.; Greve, P. et al.: »Selenium deficiency risk predicted to increase under future climate change«, *Proceedings of the National Academy of Sciences of the United States of America,* 2017; 114 (11): 2848–2853.

Obeid, R.; Schön, C.; Wilhelm, M.; Pietrzik, K.; Pilz, S.: »The effectiveness of daily supplementation with 400 or 800 µg/day folate in reaching protective red blood folate concentrations in non-pregnant women: a randomized trial«, *European Journal of Nutrition,* 2018. doi: 10.1007/ s00394-017-1461-8.

Suzuki, T.; Morita, M.; Hayashi, T.; Kamimura, A.: »The effects on plasma L-arginine levels of combined oral L-citrulline and L-arginine supplementation in healthy males.«, *Biosci Biotechnol Biochem,* 2017; 81(2): 372-375.

World Health Organization (2015) Guidelines: »Optimal serum and red blood cell folate concentrations in women of reproductive age for prevention of neural tube defects«, in: *WHO (Hrsg.) Geneva,* Switzerland, 2015.

Sachregister

Impressum

7. Auflage 2024

produktsicherheit@penguinrandomhouse.de

Hinweise

Projektleitung: Hannes Frisch

Bildredaktion: Sabine Kestler

Korrektorat: Susanne Schneider

Covergestaltung: *zeichenpool unter Verwendung von Motiven von shutterstock/Grisha Bruev, 279photo Studio, Africa Studio, Jacob Lund

Layout und Satz: grafikdesignhansen.de, Jan-Dirk Hansen, München

Illustrationen: grafikdesignhansen.de, Jan-Dirk Hansen, München

Herstellung: Steffen Zimmermann

Druck und Bindung: Pixartprinting, Lavis

Printed in Italy

ISBN: 978-3-517-09734-3

MIX
Papier | Fördert gute Waldnutzung
FSC® C147178

Penguin Random House Verlagsgruppe FSC® N001967